循環器専門医が教える！

健康長寿の人が毎日やっている

血

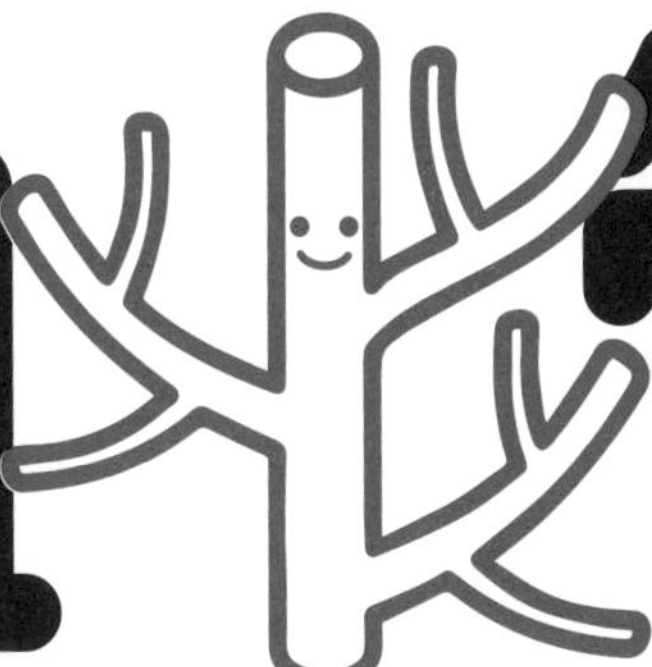

管

にいいこと

循環器専門医

別府浩毅

自由国民社

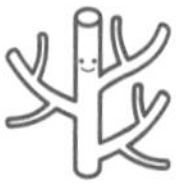

はじめに

本書を手に取っていただき、ありがとうございます。

前作『健康長寿の人が毎日やっている心臓にいいこと─心臓専門医が教える！』（自由国民社）は、発売以来たびたび増刷を重ね、おかげさまで現在も、多くの方からご支持いただいています。

前作を出版することになったのは、わたしが心臓の専門医であったことが大きな理由ですが、何よりもコロナ禍という状況があったからではないかと思っています。

人は、不安定な状況に陥ることで心が不安になり、心臓病を引き起こすきっかけとなっているというケースも決して少なくありません。そういった背景があり、たくさんの人が、少しでも日常生活のなかで心身ともに健やかでいられるようにと、心臓の本を出版するに至りました。

今回の書籍のテーマは、「血管」です。

血管は、心臓とつながっています。

循環器は、心臓から血管を通って順番に体内をめぐり、最後には心臓に戻ってくるものですから、心臓と血管は完全に分離して語れるものではありません。

つまり、血管を大切にすることは、身体中のすべてを大切にすることにつながっているのです。

そこで本書では、「血管」を健やかにするためのさまざまな知恵を、いろいろな知識を交えて解説します。


本書を読んでいただきたいのは、一番にはご高齢の方々です。次に、わたしと同じ世代である30代、40代の方々です。

じつは、血管のことを考えるのに、早すぎるということはありません。

働きざかりの30代、40代の方々には、まだまだ長い人生が待っています。

身体をつくっているのは口から入れたもの、つまり食べ物です。

ですから、とくに身体にいい食べ物を知ることによって予防できる部分が大きいとわたしは考えています。

本書で紹介する情報をもとに、ぜひ血管が老いない習慣を身につけてほしいのです。早めにケアを始めることで、その後の健康に大きな影響を与えていくはずです。

医学者、内科医として有名なウィリアム・オスラーが、「人は血管とともに老いる」という言葉を残しています。

まさにその通りです。

年齢にかかわらず、血管が老いれば早死にしてしまいますし、見た目も老いてしまいます。一方で、血管がしなやかでキレイな状態を維持することができれば、身体も老いずに長寿になっていきます。

血管は、身体と心を健やかに保つために、非常に大切なものです。

本書をきっかけに、ひとりでも多くの方が「老いない血管」を手にしていただければ、これに勝る喜びはありません。

2023年7月

別府 浩毅

目次

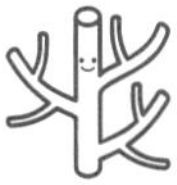

序章 血管は「生活習慣」でよくなる!

第1章 本当に怖い、血管にまつわる病気

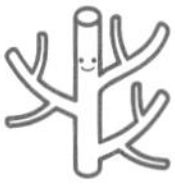

第2章 「そもそも血管って何？」から始めよう

第3章 血管がよくなる「食」の習慣

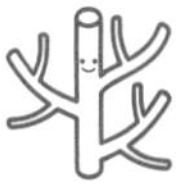

第4章 血管がよくなる「運動」の習慣

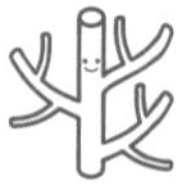

第5章 血管がよくなる「感情」の習慣

第6章 血管がよくなる、その他の生活習慣

序章

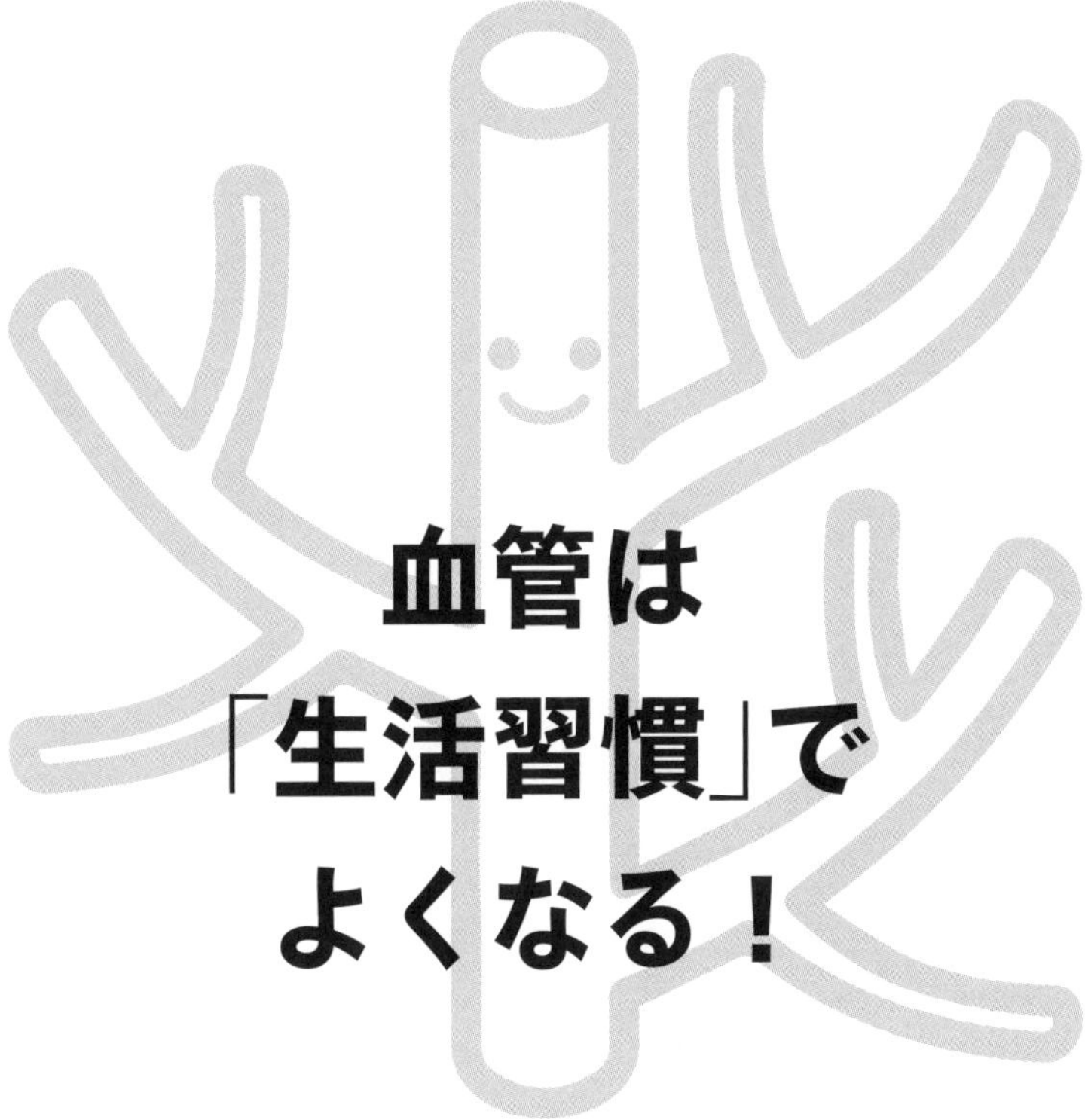

血管は「生活習慣」でよくなる！

人の寿命が血管に大きく左右される理由

人は血管とともに老いる

いきなり衝撃的な話になりますが、**「人の寿命が血管に大きく左右される」というのは、紛れもない事実です。**

なぜそのように言いきれるのかというと、「血管の病気が寿命を規定するから」です。

カナダの有名な医学者であるウィリアム・オスラーの言葉に、「人は血管とともに老いる」というものがあります。この言葉の通り、人の寿命は血管に左右されるのです。

健康で長生きするためのポイントは、血管をしなやかにすること。

そのためには、糖尿病や高血圧、脂質異常症、肥満といった生活習慣病を適切に管理することがとても重要になるのです。

ところで、あなたは生活習慣病の定義をご存じでしょうか？

生活習慣病は、「食習慣、運動習慣、休養、喫煙、飲酒といった生活習慣が、その発症・

進行に関与する病気」と定義されています。つまり、**「子どもの頃からの生活習慣」が、しなやかな血管をつくるための土台となっている**ことを、まず知っておいてください。

子どもの頃からの生活習慣によって、将来が形づくられていく

「子どもの頃から」ということに驚いた人もいるかもしれませんね。

怖い話ですが、この10～20年で糖尿病になる子どもたちがとても増えています。もちろん遺伝的な体質がひとつの要因であるケースも多いのですが、飽食の時代、体質に加えていろいろなお菓子を食べることで糖尿病になってしまう子どもが少なくありません……。

たとえ体質に問題がなかったとしても、たとえば20代のときに身長と不釣り合いなくらい体重を増やしてしまったとしたら、その頃につけてしまった身体に悪いものが、ボディーブローのようにずっと身体に蓄積され続けるといわれています。

わが子がかわいいからといって、何でも与えてしまうのも考えものです。

もちろん子どものうちは、糖尿病を発症して身体が危険な状態になるケースはかなり少ないでしょう。ところが、その積み重ねは年齢を重ねてから着実に出てきます。通常なら60～70歳くらいから出てくる症状が、50代、場合によっては40代くらいから出てくるきっ

かけにもなってしまうのです。若いからといって、「何をしても大丈夫」というわけではないことを、知っておいてほしいところです。

若い頃の生活習慣は、身体に記憶されている

子どもの頃からの生活習慣で蓄積したものは、大人になってからも挽回できると思いますか？　答えは、**「挽回できますが、100％ではありません」**です。

若い頃に太っていた場合、もちろんそのあと痩せられれば、いい状態を維持できることは間違いありません。でも、過去に太っていたり、何らかの生活習慣病を発症していたという過去は、身体に残るといわれているのです。

喫煙にも、同じことがいえます。若い頃に喫煙の習慣があり、現在はまったく吸っていないという場合、ずっと吸い続けている人と比べれば死亡率が一気に減ります。それは間違いないのですが、すべての過去が清算されるわけではありません…。

ですから、たとえば過去に太っていたり生活習慣に問題があったりした人は、とくに適切な生活習慣を取り入れていくべきでしょう。

そうはいっても、生活習慣を変えることは決して簡単なことではありませんね。

そもそも、その習慣が心地いいから「習慣」となっているわけです。ですから、かなり気をつけないと、過去のパターンに戻ってしまう可能性が高いということも認識しておく必要があります。

生活習慣を一度リセットして、適切な生活習慣を維持できれば理想的です。

一方で、わたしにも子どもがいるのでわかりますが、子どもはどうしても「食べたい欲求」を強く持っていますね。市販されている食べ物はとてもおいしく加工されているので、子どもが「食べたい」と言えばある程度は与えても、身体に悪影響を及ぼさないために、親としては食べる量を気にしてあげたほうがいいと思うのです。


子どもの頃から太っていて、大人になっても太ったままでいる人は、血管にずっと負担がかかっている状態です。

過去に無茶をした歴史が遺伝子に残り続けることを考えれば、適切な体重管理が非常に求められるといえます。

まずは、人の寿命が血管に大きく左右されるという事実を理解し、できるだけ早く生活習慣を改善しておく必要があることを知っておいてくださいね。

血管をしなやかにすれば、病気になりにくい

寿命を左右する動脈硬化は、生活習慣が原因で起こる

冒頭から、「寿命は血管に左右される」という衝撃的なお話をしました。

では、寿命を延ばすには、血管をどのように保てばいいのでしょうか？

答えは、血管をしなやかにすることです。

血管がしなやかであれば、動脈硬化が起こりにくくなるからです。

どうすれば血管がしなやかになるのか、気になるのではないでしょうか。

まず、動脈硬化を引き起こす原因としてあげられるものは、7つあります。

「糖尿病」「高血圧」「脂質異常症」「喫煙」「アルコール」「60歳以上」「男性」です。

年齢、性別以外の5つは、生活習慣が大きく関係しています。


人の身体は口から入れたものでつくられている、ということを考えてみましょう。

たとえば、血糖値が高くなる病気の糖尿病は、炭水化物の摂取量に左右されやすく、高血圧は塩分摂取量、脂質異常症は動物性脂肪の摂取量との関わりが、それぞれ深いといえます。また、タバコやアルコールも、口から入りますね。つまり、すべての問題が口から摂取するものによって起こることがわかるのではないでしょうか。

もちろん肥満やストレスも、血管の老化を招く原因ですから、避けるべきものです。睡眠や環境、性格的なものも、動脈硬化とまったく無関係ではありません。

ただ、人の身体が「口から身体に入れたもの」によって形づくられていることを考えれば、生活習慣がいかに大切であるかがわかるのではないでしょうか。

わたしがお伝えしていきたいのは、まさにこの部分なのです。

糖尿病、高血圧、脂質異常症は、食生活との関わりが大きい

糖尿病は、炭水化物を多く摂取することによって血糖値が高くなる病気です。

炭水化物の代表選手は、いわゆるご飯やうどん、お蕎麦、パスタなどです。

ジュースをはじめ、糖質が入った甘いもの全般も含まれます。

高血圧の原因となる塩分や脂質異常症の原因となる動物性脂肪は、外食が多い人の場合、

間違いなく摂取量が多くなります。

そもそも、人がおいしく感じるためには塩分が必要です。動物性の脂肪もおいしさを感じる食べ物ですから、塩分や動物性脂肪を加えることで、お店も繁盛して売上が上がります。ですから、普段外食ばかりになると、どうしても塩分過多になってしまうのです。自然と炭水化物の摂取も増えます。外食でよく利用される丼ものやカレーライスのお店をイメージすれば、おわかりですよね。

もちろん、そういったものを食べてはいけないわけではありません。

摂りすぎないよう、量を適切にしてほしいのです。

塩分に絞ってお話しすれば、外食やコンビニ食の多い人は塩分摂取量が多くなりがちです。簡単につくれるインスタント食品や加工品に、塩分がたくさん含まれている傾向があります。つまり、簡単に・安く・早く食事をしようと思えば、たくさんの塩分を摂取することになることを、知っておいたほうがいいでしょう。

ちなみに、カップラーメンひとつあたり、スープまで飲めば8~9gの塩分を摂取することになります。1日の適切な塩分摂取量は6gほどですから、カップラーメンひとつだけで大幅に摂取量を超えてしまうわけです。

脂質異常症の原因となる動物性脂肪の代表例は、お肉やバターです。お肉の摂りすぎはもちろんよくありませんが、種類にもよります。

牛と豚と鶏を比較すれば、もっともデータがいいのは鶏です。豚と牛は、摂りすぎると大腸がんを誘発する可能性もはらんでおり、火を通すことで余計な加工物が生まれてしまうといったデータもあります。何であっても、摂りすぎには要注意です。

50年以上前の、戦後すぐの昔の日本では、大腸がんや胃がんがほとんど見られませんでした。その後、食生活が欧米化したことで、病気の出る傾向も、欧米と同じようになったのです。

食が欧米化すると、血管だけでなく、がんにかかる確率もかなり上がるので、動物性脂肪の摂取には、気をつけるべきでしょう。

タバコとアルコールも、血管を痛めてしまう

タバコとアルコールについても、触れておきます。

タバコに関しては、百害あって一利なし。これは基本です。

タバコを吸うことで、体内に酸化物質が広がり、血管を傷めつけることにつながってし

まいます。
アルコールの摂りすぎも、高血圧の一因になります。
適量でおさまるのならいいのですが、どこまでが適量なのかは人それぞれです。
実際に適量でおさまることはあまりないでしょう。
健康のことを考えると、それほど飲まなくてもいいものではないかと考えています。

血管の不調は糖尿病、高血圧、心不全、脳卒中、そして透析へと連鎖する

臓器がダメージを受けないためには、生活習慣が重要

全身の血管病を引き起こすのは、糖尿病、高血圧といった生活習慣病です。
生活習慣病は、心臓や脳、各種臓器への影響につながっていきます。

心臓に影響を与えたなれの果てが心不全、脳に影響を与えたなれの果てが脳卒中、腎臓に影響を与えたなれの果てが人工透析なのです。

腎臓だけは、代替治療として人工透析を行うことで生き延びることができますが、血管と心臓に大きなダメージを負った場合は、挽回が難しいと考えると…とても恐ろしいことですね。

ただ、血管は全身をめぐっているので、血管病も全身で起こると考えられます。

ひとつの臓器、たとえば腎臓がダメージを受けたときは、その臓器だけにとどまらず、ほかの臓器もそれに近いレベルのダメージを受けていることになるのです。

腎臓がダメージを受けて人工透析となり、仮に生き延びることができたとしても、ほかの臓器の状態を考えれば、決して長生きが保証されているわけではありません。

臓器がダメージを受けないための管理、つまり血管の不調を起こさない日々の管理＝生活習慣がとても重要だということです。

糖尿病が原因で人工透析になった場合、平均生存期間は2年半程度

糖尿病は、血糖値が高くなってしまう病気です。

採血をすれば糖尿病になっているかどうかがわかります。

たとえば、**左手で採血したときに血糖値が高かった場合、右手や耳たぶで採血しても、血糖値の数値が高く出ます。**つまり、身体のすべての箇所、頭の先から足先まで、血糖値が高い状態だということです。

高血糖によって腎臓がダメージを受けると、尿が出にくくなります。

そうなると、身体に溜まった毒素をキレイにするという腎臓の機能を果たせず、命に影響が出てしまうことも…。

ただ、腎臓に関しては幸い人工透析があるので、毒素をキレイにする役割を透析の機械が代わってくれることで、ひとまず生き延びることができます。

ところが、高血糖によって腎臓が大ダメージを受け、人工透析になったということは、腎臓という臓器がそれだけ高血糖状態になったということ。

ということは、ほかの臓器も同じように高血糖にさらされているわけですから、瀕死寸前だと思ったほうがいいでしょう。

実際のところ、糖尿病が原因で人工透析になった人は、平均生存期間が2年半程度と、非常に短くなっています。

たとえば50歳くらいで人工透析になってしまった患者さんは、数字上60歳まで生き延びるのが厳しいことになります。

もちろん、脳や心臓という、生きていくうえで不可欠な2つの臓器も、血管がダメージを受けて細くなることで、とても危ない状態に陥ってしまうのです。

ひとつ例外をお話ししておきましょう。

それは、子どもが腎臓だけ悪くなる病気に罹患したときです。

腎臓だけがダメージを受けた場合、ほかの臓器はキレイなので、人工透析して日本の高レベルな治療を受ければ、30～40年間生き延びられる可能性があります。

一方で、20～30年にも及ぶ生活習慣の積み重ねによってすべての臓器がダメージを受けている場合には、挽回するのがかなり厳しくなるでしょう。

ひとつの臓器の異常は、血管でつながっているほかの臓器にも及ぶ

実際の医療現場でも、ひとつの臓器だけを見て判断することはありません。

わたしたち生活習慣病に関わる人間は、ひとつの臓器に問題が見つかった場合、「ほかの臓器は大丈夫かな？」と考えます。自覚症状がなかったとしても、それは単に蓋が開いていないだけであり、蓋を開けてみれば、「かなり悪いな…。もう少し血管が狭くなったら、症状が出てくるだろう」と予測するケースが多々あるのです。

たとえば心臓の血管であれば、3分の1から4分の1程度まで狭くならなければ症状が出てきません。しかも、かなり速足で歩かなければ自覚症状が生まれないのです。

そのため、患者さんは不調に気づきにくく、クリニックへ訪れる頃には「どうしてここまで放置してしまったのか…」と感じるほど、悪化しているケースも多々あります。

糖尿病の始まりは、主に血糖値が上がる食事からです。

結局は、口に入れたものの積み重ねですべてが決まります。**身体はつながっていて、血管が果たす役割は、よくも悪くも非常に大きい**ということを、知っておきましょう。

健康も美容も「血管がよくなる生活習慣」から始まる

生活習慣を整えることが、健康・長寿への近道

生活習慣病は、「食事」「運動」「睡眠」「喫煙」「飲酒」「ストレス」といった「生活習慣」によって引き起こされる病気のことです。

2020年の日本人の死因ベスト5は、1位が悪性新生物（がん）、2位が心疾患、3位が老衰、4位が脳血管疾患、5位が肺炎となっています。

そのうち、1位のがん、2位の心疾患、4位の脳血管疾患が生活習慣病といわれていて、この3つを合計すれば50%近くになります。ちなみに残りの50%は、腎臓やほかの臓器の病気、自殺などです。

「がん」が生活習慣病の一部と聞いて、違和感を覚える人もいるのではないでしょうか。がんも、たとえばお肉の食べすぎで大腸がんになるというデータもあります。

また、遺伝的に乳がんになりやすい人がアルコールを飲みすぎたら、乳がんを発症する

リスクが上がってしまいます。

ですから、最近はがんも生活習慣病のひとつであるととらえられているのです。

ここはあえて強調したいところです。

繰り返しになりますが、生活習慣を整えることが生活習慣病を予防することになり、健康・長寿への近道であるといえるのではないでしょうか。

「見た目」と「血管年齢」は比例する

これはわたしの経験則なのですが、「見た目」と「血管年齢」は比例します。

若々しい外見の人は血管も若いことが多く、逆もまた然り、ということです。

若々しい外見の人は、口にするものや生活習慣に気をつけているからこそ、外見も美しいのでしょう。

一方、タバコを吸っている人は、どす黒く荒れた肌をしていることが多く、年齢以上の外見に見えることが少なくありません。肺も黒化しています。

わたし自身、診察をしていて「え？　この人は本当に50歳…？」と思ってしまうこともあります。これは、タバコを吸っている人に対して感じることが多いのです。

実際に血管エコーで首やいろいろな部位を見てみると、血管の中の状態と見た目とが合致します。これは、臨床医であれば誰もが持っている感覚でしょう。

タバコのほかに「あれ？」という見た目で、なおかつ血管も悪くなっているケースは、人工透析をしている人に多く見られます。

肌がどす黒いのは、身体に溜まった毒素が影響しているからです。

人工透析では、身体の毒素を人工的に抜くのですが、1回4時間を週3回、わずか週に12時間しか行いません。

寝ている間も身体を浄化してくれている腎臓が働かなくなるため、人工透析を行っても、**1週間（24時間×7日で約１５０時間）のうち12時間、たった10分の1しかキレイにしてくれない**のです。

こう考えると、人工透析を行うから万全、というわけではないということがわかりますね。

では、残った毒素はどうなるのかといえば、身体にいろいろな障害を引き起こしつつ、身体の表面にもかゆみとして出てきます。

人工透析の患者さんのなかには、身体のかゆみが強くなり、慢性的なアトピーのような症状になって肌がどす黒くなってくることも、よくあります。

ちなみに、アトピーをはじめとする肌のトラブルは、血管とまったく無関係ではないでしょう。アレルギーを引き起こすものを摂取していることが、皮膚の表面の症状として出てくるわけですから、積もり積もって血管のなかに悪さをすることが考えられます。

健康だけでなく、見た目も血管から始まる可能性が高いということを、頭に入れておきたいものです。

第1章

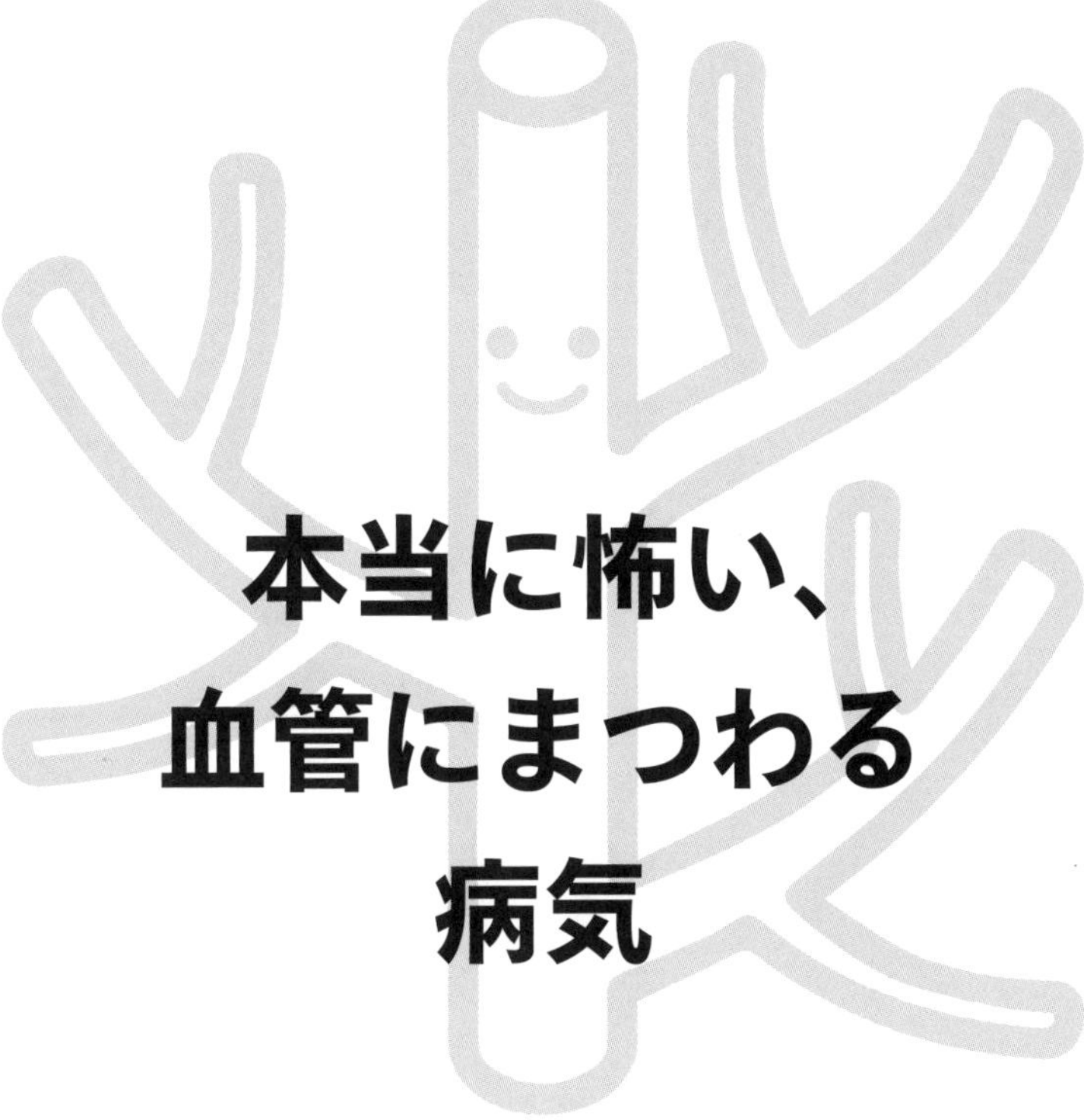

本当に怖い、血管にまつわる病気

3人にひとりは血管病で亡くなる時代

年間31万人の日本人が、動脈硬化を原因とする病気で亡くなっている

日本人の死因についてはニュースで報じられることも多いのですが、ここで振り返っておきましょう。

現在の死因の第1位はがんで、全体の29％を占めています。2位の心疾患（16％）と4位の脳血管疾患（10％）を合わせた血管病は、がんと肩を並べている状況です。

2021年の厚生労働省人口動態統計によれば、日本人の死因第1位はやはりがんで、全体の26・5％、第2位が心疾患で同じく14・9％、第4位が脳血管疾患で7・3％です。死亡総数の割合は、心疾患と脳血管疾患を合わせて約22％となっていて、がんに匹敵しています。

年間約31万人の日本人が、心疾患や脳血管疾患で命を落としていることになります。

この2つの病気は、いずれも動脈硬化の発症が大きな原因なのです。

動脈硬化のメカニズムと怖さを知っておこう

ここで、動脈硬化の発症のメカニズムについてお話しします。

動脈硬化は、その名の通り、動脈が硬くなることをいいます。若々しい健康な血管は弾力があり、しなやかです。個人差はありますが、加齢とともに血管も老化し、硬くてもろくなっていきます。これは、肌や内臓と同じです。

問題なのは、血液中で増えすぎた悪玉コレステロール（ＬＤＬコレステロール）が原因で、動脈硬化が進むことです。動脈の壁に悪玉コレステロールが入り込み、それを排除するために白血球の仲間が血管のなかに侵入して、悪玉コレステロールを食べたあとに死んでしまいます。その残骸が集積し、「アテローム性プラーク」というものになります。「アテローム」は、「動脈硬化性」と訳されます。

「プラーク」は、飛び出した出っ張りのようなコブのイメージです。

ＬＤＬコレステロールが「悪玉」と呼ばれるのは、血管の壁に入り込んで、血管をふさぐコブをつくる原因になるからです。

心臓の筋肉（心筋）に血液を送る血管である「冠動脈」にこのコブができて、大きくなってくると、血液が通る通路をふさいでいきます。これを虚血症状といい、血液がいかなくなることによって起こる症状の最初の段階です。

そして、血管が狭くなり、心筋への酸素や栄養素の供給が不十分になれば、胸の痛みや胸の圧迫感を主な症状とする狭心症の発症につながります。


さらにこのコブが破れたとき、破れた傷を修復するためにかさぶたがつくられて「血栓」と呼ばれるものとなり、血流を妨げてしまいます。

この状態が進むと、急性心筋梗塞の発症に至ることも…。

血栓による病気の発症は、冠動脈や脳動脈といった特定の箇所だけで起こるものではありません。全身にある別の動脈で生じた血栓が剥がれ、血液が全身をめぐるなかで、遠くの臓器に影響が出ることもあります。

その現象が冠動脈で起きれば心筋梗塞、脳血管で起きれば脳梗塞になるのです。


データにもある通り、日本人の3人にひとりは血管にまつわる病気で亡くなっています。

まずは動脈硬化のメカニズムを知ることで、その怖さをよりイメージできるようにしておきたいですね。

血管が関わる病気の患者数はのべ2500万人!?

血管が関わる病気のリスクは、要因がひとつ重なるごとに「2乗」に

２０１７年患者調査の概況（厚生労働省）によれば、糖尿病の患者数は３３０万人（糖尿病が強く疑われる人は１０００万人）、高血圧は１０００万人、脂質異常症は２２０万人、睡眠時無呼吸症候群は３００万人です。

つまり、血管が関わる病気の患者数は２５００万人にもなります。

この事実を見ると、血管が関わる病気の患者数の多さが目立つのではないでしょうか。生活習慣が発症に関与していることが疑われるがんも多いことを考えると、生活習慣を見直すことで、命に関わるかなりの病気を予防できることになります。

ぜひ知っておいていただきたいのは、糖尿病、高血圧、コレステロール、タバコ、アル

コールといったものが重なった場合、単にリスクが「2倍」になるわけではないということです。

これらのうち2つが重なった場合には「2倍」ではなく、「**2乗**」になるイメージを持ってください。つまり、「糖尿病」の人に、さらに3つの要因が重なった場合、リスクは単純に4倍となるのではなく、「2の4乗」、つまり16倍にもなってしまうのです。

あまりいい言葉ではありませんが、わたしはこのことを「死の四重奏」と呼んでいます。

たとえば、「胸が痛い」という症状を訴える人が、クリニックへ2人訪れたとします。ひとりが糖尿病の症状、高血圧、睡眠時無呼吸症候群を抱えていて、もうひとりは何もないという場合、同じ症状であっても、検査の流れがまるで変わってくるのです。

要素がそろえばそろうほど、危険な状態、つまりリスクが高いということです。

とくに40代以上の男性は、健診結果に異常があれば早急に対策を

ちなみに患者数の男女比は、男性のほうが多くなっています。

女性の場合は女性ホルモンが身体を守ってくれるので、男性に比べれば10～15年くらい、

血管に関わる病気の発症が遅くなるのです。

一方で男性の場合、早ければ40代で症状が出始めます。ですから男性の場合は40代であっても、そしてまだ「病気」と診断されていなくても、数値が高いといわれた場合には、一刻も早く手立てを考えなければいけないでしょう。症状が出ていなくても、ボディーブローのように身体にダメージを与えていきます。

40代になれば、責任ある立場に就くことが多いでしょう。

だからこそ、健康診断の意味は非常に大きいのです。

数値が基準値を超えている場合は、医師に相談しつつ、生活習慣を改善していきましょう。

血管の老化を促進する3大疾患は、糖尿病、高血圧、脂質異常症

糖尿病は「病気のデパート」

血管の老化を促進する要因は、じつはたくさんあります。

たとえば、糖尿病や高血圧、脂質異常症、喫煙、アルコール、60歳以上の男性、肥満、メタボリック・シンドローム、睡眠不足、A型気質…。あげればいくらでも出てきます。そのなかから3つ選ぶとすれば、最初にあげた3つの病気、**糖尿病、高血圧、脂質異常症**です。

とくに**糖尿病**は「病気のデパート」と呼ばれ、一度罹患すると、動脈硬化や骨折、認知症やがんになって亡くなるリスクが高まり、10~15年は寿命が短くなる可能性があります。

そのため、糖尿病は、「老化のモデル」ともいわれているのです。

ここで、老化物質といわれる**AGE**（Advanced Glycation End Products）についてお

話ししておきます。

ＡＧＥは、タンパク質が糖化して変質した最終糖化物質（終末糖化産物）です。

人の身体は、水分と脂質を除けばほとんどがタンパク質でできていて、筋肉や骨、臓器、皮膚、爪といった部位の主成分もタンパク質です。

37℃という体温で常に温められているこれらのタンパク質に、高血糖という状態が続くと、ＡＧＥをつくり出しやすい状態になってしまいます。

「血糖値×持続時間」が、老化のスピードをあらわします。

糖尿病で恐ろしいのは慢性合併症なのですが、高血糖の時間が長ければ長いほど、つまり糖尿病になってからの期間が長ければ長いほど、ＡＧＥが蓄積されて血管の老化を引き起こし、血管病となってさまざまな症状としてあらわれるのです。

高血圧・脂質異常症も、動脈硬化（血管の老化）を引き起こす

次に、**高血圧**についてお話しします。

そもそも血圧とは、血液を身体に送るためにかかる圧力のことです。

血管を内側から外側に押し広げる力でもあり、その圧力が強ければ強いほど、つまり高血圧であればあるほど、血管の壁を広げようとする力がかかり続けます。これが原因で動脈硬化となり、血管の老化へとつながっていくのです。

最後に、３つ目の**脂質異常症**についてお話しします。

脂質異常症において重要な物質は、**ＬＤＬ（悪玉）コレステロール**です。このＬＤＬコレステロールの数値が高ければ高いほど、動脈硬化に結びつきやすいといわれています。

ただ、ＬＤＬコレステロールだけでは、なかなか動脈硬化にはつながりにくいのです。ＬＤＬコレステロールに活性酸素が結びついて「酸化ＬＤＬ」となることが問題で、その酸化ＬＤＬが血管内皮細胞に入り込んで炎症を起こします。その結果、前にお話ししたコブ（アテローム性プラーク）となり、血管の老化につながっていきます。

血管の老化予防には、ＬＤＬコレステロールを少なくする生活と、活性酸素を少なくする生活、酸化を抑える生活が必要です。

たとえば禁煙する、アルコールをとりすぎない、運動する、ストレスを少なくする、紫外線を避ける、ビタミンＡ・Ｃ・Ｅをとる…といった生活を心がけるようにしましょう。

糖尿病は全身の「血管病」だった

糖尿病で人工透析になった人の5年生存率は、胃がんとほぼ同じ

「余命宣告」と聞けば、多くの人ががんを思い浮かべるのではないでしょうか。

ここで質問です。糖尿病が原因で人工透析になった人がどれくらい長生きできるかご存じでしょうか？　じつは、**5年生存率がたった50％程度で、胃がんと同じくらい**です。

糖尿病は、血糖値が高くなる病気です。血糖値は、採血をすればどれくらい高いのかがわかり、左手でも右手でも、身体のどこで採血をしても、同じ数字になります。つまり、糖尿病の患者さんは、全身が高血糖であるということです。

手強い糖尿病の合併症「糖尿病腎症」

糖尿病で一番恐ろしいのは、高血糖によって全身が蝕まれてしまうことです。

糖尿病の三大合併症として、目の病気（糖尿病網膜症）、腎臓の病気（糖尿病腎症）、神経の病気（糖尿病神経障害）が有名ではありますが、それ以外にも心筋梗塞や脳梗塞といった全身の血管病を引き起こすのです。

なかでも手強いのが、糖尿病腎症です。

腎臓が高血糖に侵されて機能が低下した状態になると、人工透析をしなければ生きて延びることができません。逆に考えれば、腎臓がなくなっても、人工透析をすることで生きていくことはできます。

一方、心臓が使い物にならなくなったとき、心臓移植は現実的ではないので、そもそも生きていくことはできません。その意味では、すぐに命に関わるものではないといえます。

ただ、考えてみてください。

人工透析になるということは、腎臓という臓器が機能しなくなっているということですから、ほかの臓器も悪い状態であることが想像できますよね。

そう考えると、糖尿病が原因で人工透析になった患者さんの予後がよくないというのも理解しやすいのではないでしょうか。

■透析患者の生命予後

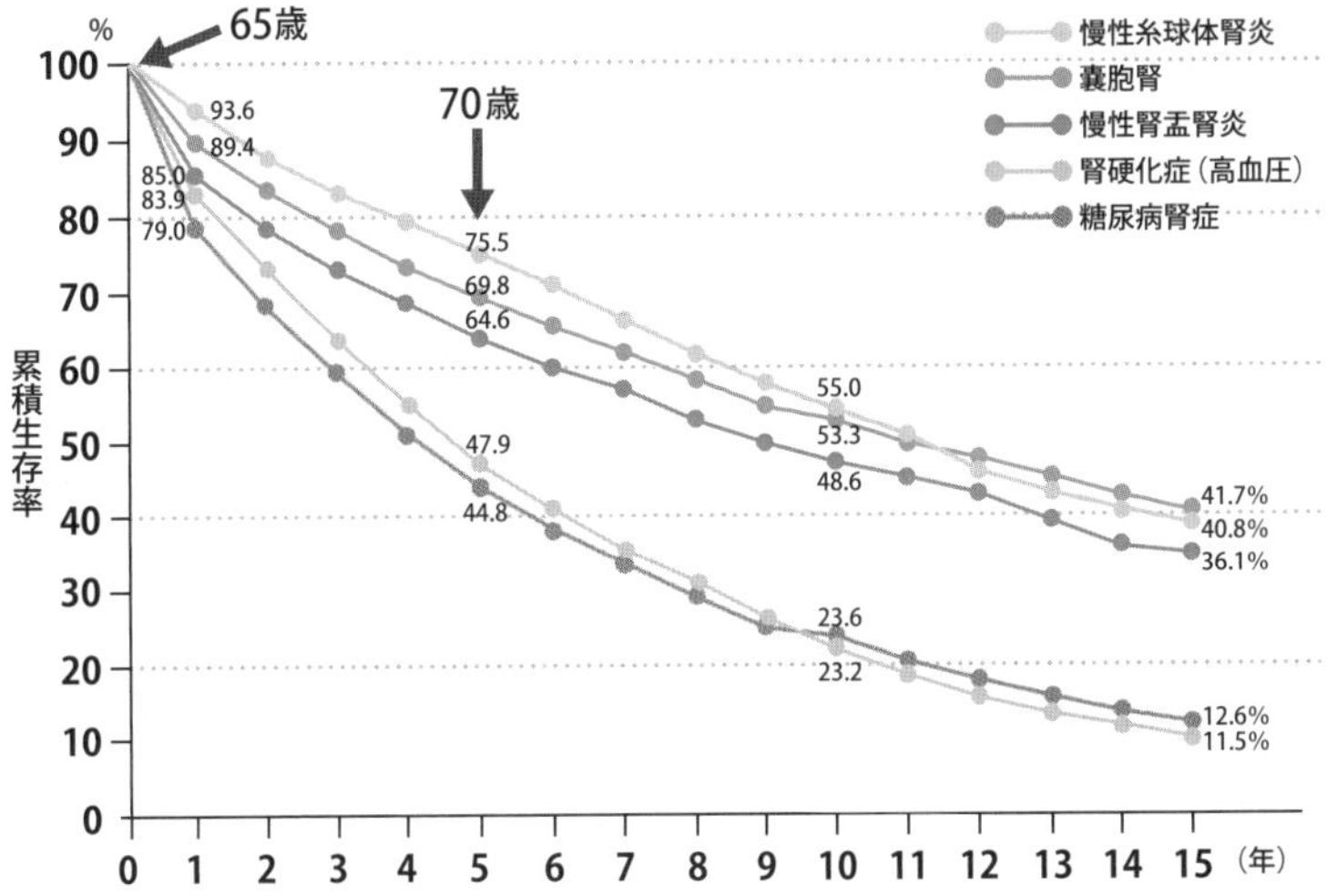

人工透析にならない管理をしていくことが大切

５年生存率が50％ということは、５年生きられる人は２人に１人、10年生きられるのは４人に１人ということです。

仮にがんと診断されたとしたら、

「自分はあとどのくらい生きられるのか？」

と考えませんか？

それに比べて、人工透析になったときに、あと何年生きられるか考える人は少ないのではないでしょうか。ただ、現実はとても厳しいのです。取り返しのつかないことにならないためにも、人工透析にならない管理をしていくことが大切です。

高血糖が血管によくない理由

ＡＧＥは動脈硬化を進めてしまう「老化物質」

これまでにもお話しした通り、ＡＧＥ（Advanced Glycation End Products：最終糖化物質、終末糖化産物）は、体内にあるタンパク質が糖化した結果、本来のタンパク質とはまったく異質なものになったものです。

高血糖である期間が長ければ長いほど、体内でＡＧＥがつくられていきます。

ＡＧＥをわかりやすく表現すれば、もともとはキレイだったタンパク質が砂糖まみれでベトベトになって、さまざまな臓器に付着しているようなイメージです。

糖尿病の患者さんは、体内にＡＧＥがたくさん溜まっていると言い換えることもできます。

人間の身体の主成分であるタンパク質は、約37℃の体温で温められています。

食べ物が37℃という温度下に長時間置かれれば、腐っていきますよね。人体が同じような状態に陥っているというイメージです。

ＡＧＥは血管の壁に入り込んで、プラークを形成したり、血管内皮の働きを弱めたりして動脈硬化を進めてしまう、「老化物質」であると考えていいでしょう。

体内のＡＧＥを抑える食生活がとても大切

少し恐ろしい話をします。

じつは短時間で加熱する食品にはＡＧＥが多く含まれています。

ファストフードがまさにその典型です。また、一緒に飲むことの多い清涼飲料水にはコーンシロップという糖分がたくさん入っていて、ＡＧＥ化しやすいのです。多くの人が大好きな揚げ物や、オーブンで焼いたものも、本来は摂取を避けるべきです。

有名ハンバーガーチェーンのセット商品は最悪です。

ハンバーガーは高温で焼いていてＡＧＥがたくさん含まれているうえ、コーンシロップでつくられているＡＧＥたっぷりのコーラのような清涼飲料水を一緒に飲み、高温油で揚げたポテトと一緒に食べる…。

まさに老化を促進する、「悪魔の食べ物」といえます。

糖化物質ＡＧＥを多く含んだ食べ物をとると、当然ＡＧＥが体内に取り込まれるため、老化や動脈硬化が進みます。同時に、急激な高血糖となる食事も問題です。

ＡＧＥを抑えるには、体内でＡＧＥをたくさんつくらないようにするか、ＡＧＥが多く含まれた食品をとらないようにするかのどちらかです。

まず体内でＡＧＥをあまりつくらないようにするには、血糖値を上げないようにしつつ、高血糖である期間を短くすることが大切です。

血糖値を上げないようにするには、炭水化物を中心とした食事を避けたほうがいいでしょう。血糖値の乱れは血管の糖化を招くうえ、血管の老化を進めてしまいます。

ＡＧＥが多く含まれた食品をとらないようにするには、ＡＧＥが調理の過程でどのようにつくられるかを知っておくことです。焼いた料理や揚げ物、加工食品にＡＧＥが多く含まれていることを、ぜひ認識しておきましょう。

年間３０００人が、糖尿病網膜症で失明する

成人の失明原因の第２位である「糖尿病網膜症」

「糖尿病網膜症」という病気をご存じでしょうか？　これは長年の高血糖の結果として起こるもので、多くの人がこの症状のために失明しています。

日本人の糖尿病患者のうち、糖尿病網膜症にかかっている人の割合は、約15％。およそ１４０万人が糖尿病網膜症にかかっていると推定されているのです。そして糖尿病網膜症は、年間約３０００人もの失明を引き起こしており、これは成人の失明原因の第2位となっています。50～60代だけに絞れば、第1位です。

ちなみに1位は緑内障なのですが、これも年間３０００人強ですから、同率1位といってもいいでしょう。糖尿病の患者さんは今後も増えていくことが予想されているので、いずれ糖尿病網膜症が1位になるだろうといわれています。

目が見えなくなるのは、とても大変なことですよね…。

若い人も定期的な検査を受けよう

糖尿病網膜症は、長年血糖値が高い状態が持続することで、目の血管が狭くなり、血流不全となったり、血管がもろくなって出血したりすることを繰り返した結果、最悪の場合、失明まで至る可能性のある恐ろしい病気です。

糖尿病網膜症で注意しなければいけないのは、進行するまで自覚症状がないために、患者さん自身が初期の段階で眼の異常に気づくのが難しいということです。

物が見にくいと気づいて受診した頃には、すでに網膜症が進行してしまっていることも…。基本は腎臓と同じで、ボディーブローのようにゆっくりとダメージを受けて、ダメになっていくと考えてください。

物を見る神経は、目の後ろにある網膜という部位に走っています。

ところが、神経が走っているところはごく一部なので、その部分に何かしらの影響がない限りは、自覚症状がまったくありません。

神経以外の部分がひどい状態であっても、神経だけトラブルがなければまったく症状が出ないので、検査をしなければわからないのです。

ですから、もし糖尿病を指摘されたときには、かならず眼科で検査を受けるようにしましょう。血糖値のコントロールが比較的良好であっても、糖尿病の期間が長くなると網膜症が出てきてしまうこともあります。仮に30～40代で糖尿病になった場合、そこからゆっくりと身体が侵食されて、10～20年経った頃、つまり50～60歳頃から合併症として症状があらわれる可能性があるのです。

糖尿病網膜症は、確実に予防できます。30～40代で糖尿病になった人も、若いからといって安心せず、基本的に年１回は眼科へ行くことが鉄則です。

最初のうちは網膜症の症状がないからといって安心せず、定期的な検査を忘れないようにしましょう。

意外と知らない「動脈硬化」について

突然死をもたらす、血管が詰まる・破れる・裂ける病気

元気そうに見えていた人がある日突然亡くなってしまう「突然死」というのは、とても怖いものですよね。

この突然死をもたらすこともある血管の病気は、血管が「詰まったり」「破れたり」「裂けたり」することで起こります。そしてこれらの症状は、「動脈硬化」、つまり血管の壁が厚く・硬くなって、しなやかさを失ってしまったことに起因するのです。

血管が詰まる・破れる・裂けることによって起こる、突然死につながる病気には、次のものがあります。

- **詰まる：脳梗塞、狭心症、心筋梗塞、閉塞性動脈硬化症、肺血栓塞栓症**
- **破れる：大動脈瘤破裂、くも膜下出血、糖尿病網膜症**
- **裂ける：大動脈解離**

これらの病気は、それぞれの部位が関係する血管が詰まる、破れる、裂けることによって、臓器障害となってあらわれます。

血管の病気は死亡率が高く、足の切断や失明につながることも…

とくに脳梗塞の場合は、血液の流れが途絶えた先の脳神経が壊死するため、半身不随や言語障害、感覚障害、脳血管性認知症といった後遺症が残ることが多く見られます。そのため、脳梗塞になったあとで発症前と同じように生活ができる人は、わずか20％程度です。

心臓の血管が詰まると、心筋梗塞という病気としてあらわれます。

心筋梗塞になると、全身に血液を送るポンプの役割を果たしている心臓が突然動かなくなるため、突然死の原因にもなることも…。そして、手足の血管が詰まることによって閉塞性動脈硬化症を発症し、歩行障害や下肢のしびれといった症状が出たり、ひどいときには足の切断まで至ったりすることがあります。

エコノミークラス症候群は、長時間同じ姿勢のまま座っていることで、下肢に血栓ができてしまい、その血栓が血流に乗って肺まで届き、肺の動脈が詰まることで起こります。

動脈硬化のためにもろくなった血管が、内側からの血圧に耐えきれずに膨らんでしまうのが、「動脈瘤」です。その後、血管が内側からの圧に耐えきれなくなり、風船が破裂するように破れるのが、「大動脈破裂」です。この現象が脳の血管で起これば脳動脈瘤破裂となって、くも膜下出血を引き起こします。くも膜下出血は頭蓋内で出血する病で、発症すると約半分は亡くなってしまう怖い病気です。

糖尿病の患者さんが失明する原因となる糖尿病網膜症も、眼球内で出血する病気です。

怖い話ばかりしてしまっていますが、動脈硬化のために血管に亀裂が入る病気が大動脈解離です。まだ血管が破れるまでには至っておらず、その寸前の状態です。

血管が裂ける際には激痛をともなうため、よく「バットで殴られたような痛み」と表現されます。血管が裂けて薄皮一枚の状態になっているため、大動脈解離の死亡率も、50％と高い数字になっています。

動脈硬化をきっかけとした「突然死」に至る病気がこれだけあることを、あまり知らない人も多いのではないでしょうか。

病のリスクを正しく知って、ぜひ予防に努めてくださいね。

血糖値スパイクは、動脈硬化を進展させ、死亡率を上げる

血糖値スパイクのある人は推定で１４００万人以上

血糖値は、食事の前後で変動します。

通常は変動がゆるやかなのですが、食前食後で血糖値が急上昇と急降下を起こすことがあります。これを「血糖値スパイク（スパイク＝とげ）」といい、血糖値スパイクの状態では、血糖値のグラフがまさに「とげ」のような形になっています。

九州大学が福岡県糟《かす》屋《や》郡《ぐん》久《ひさ》山《やま》町《ちょう》と共同で健康調査を実施した「久山町研究」では、40代以上の住民８０００人の約２割にあたる住民が血糖値スパイクであるという結果が出ました。ちなみに久山町は循環器の領域ではかなり有名で、久山町のデータは日本人全体に当てはまるとされ、医療の分野でよく参考にされています。

このデータを全国に当てはめて考えると、日本全体で血糖値スパイクのある人は推定で

■ 血糖値スパイクのリスクは男性の方が高い

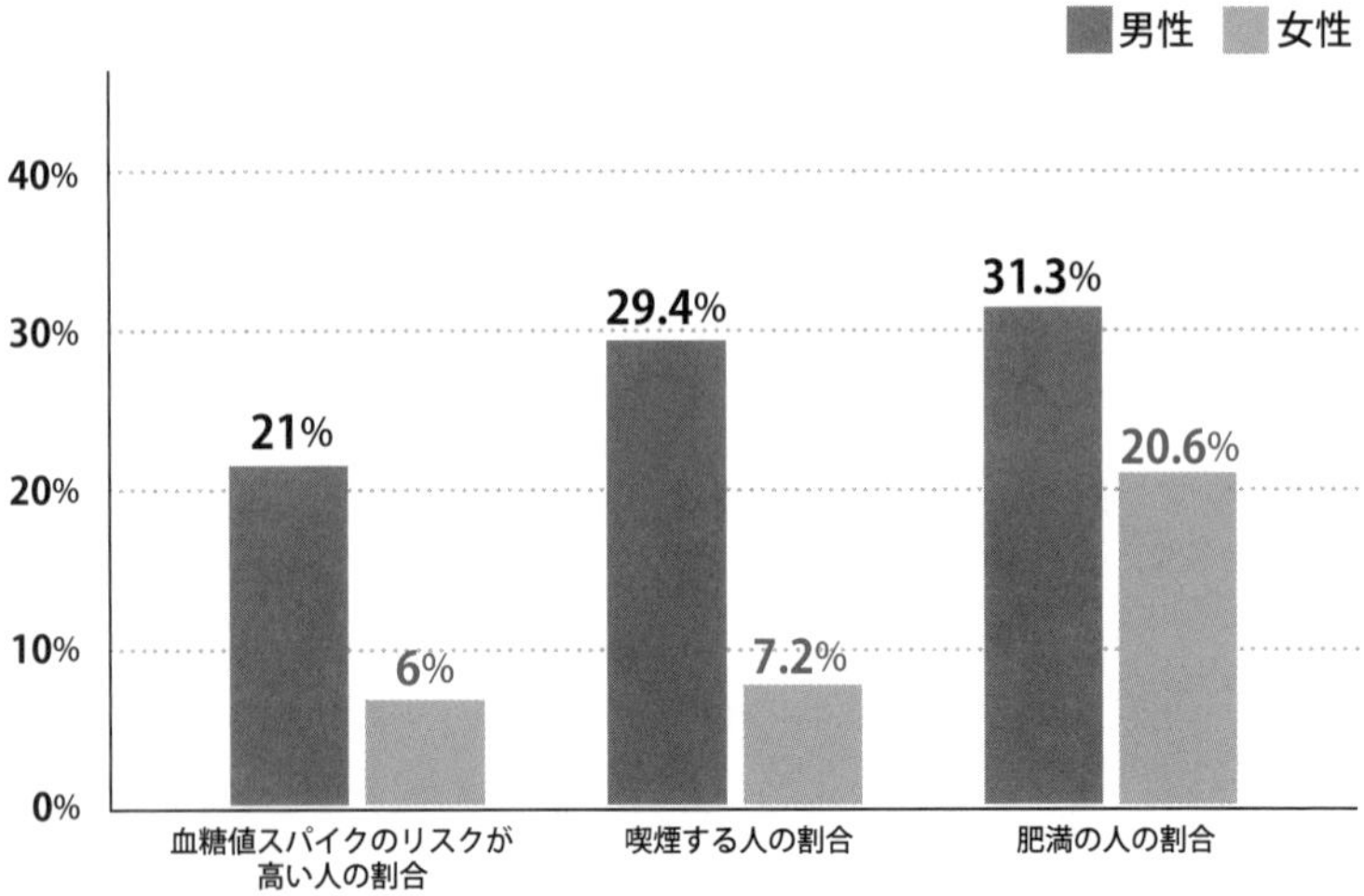

1400万人以上いることになります。とくに高血圧や高血糖、脂質異常がある人が血糖値スパイクの状態になりやすく、運動不足や喫煙、偏食といった生活習慣のある男性は、女性よりも血糖値スパイクのリスクが高いというデータもあるのです。

ただ、痩せ型の人であっても、血糖値スパイクになる可能性は否定できません。

これは中高年だけの問題ではありません。じつは成人の5人にひとりが糖尿病予備軍なので、20〜30代も血糖値の異常を気にしたほうがいいといわれています。

血糖値スパイクによる血管へのダメージで、死亡リスクが上昇する

お話しした通り、血糖値スパイクは食後の短時間に血糖値が急上昇するというものです。空腹時血糖値と

■ 血糖値変動グラフ

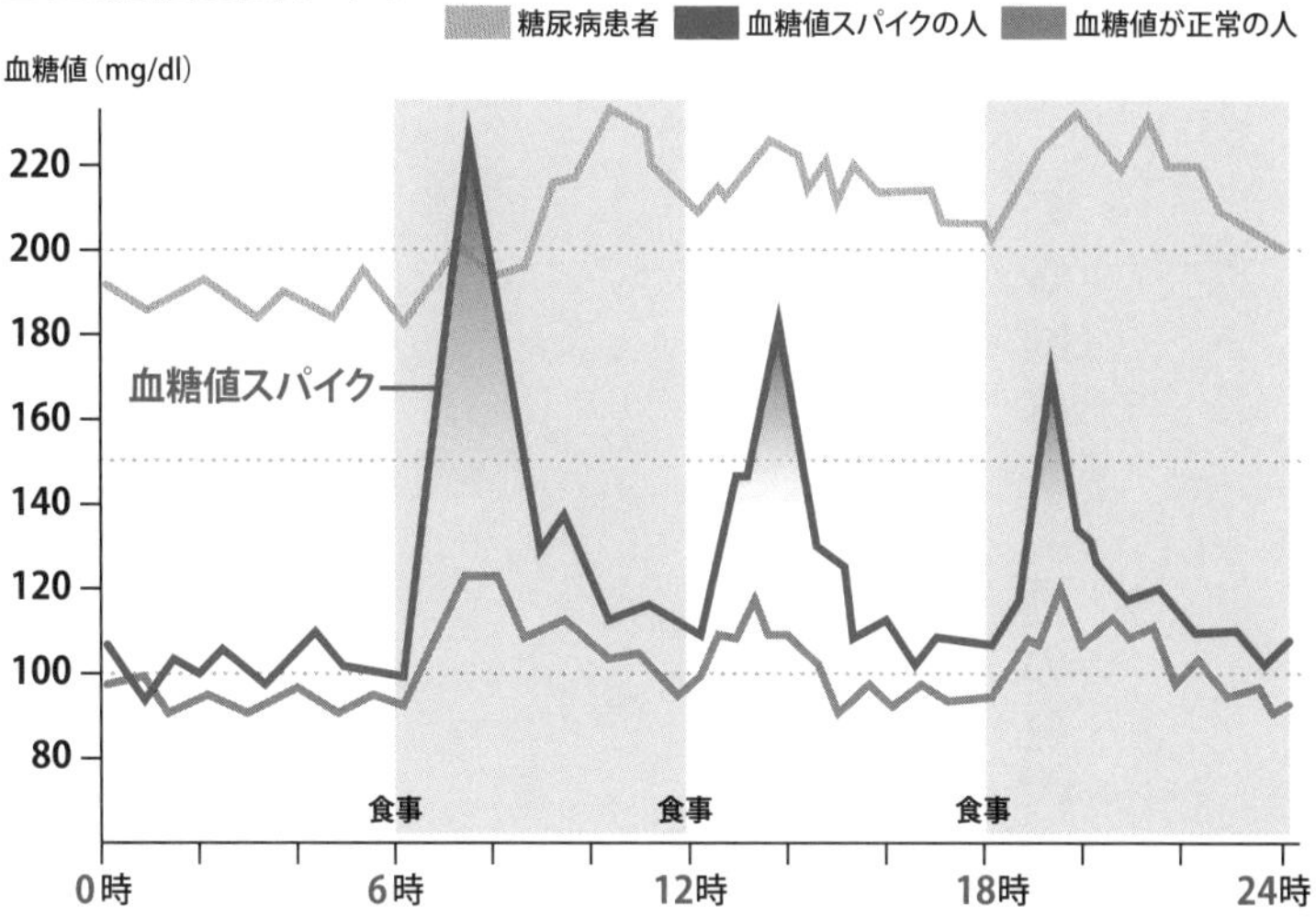

食後血糖値との差が大きかったり、食後に血糖値が大きく上昇したりすると、血管がダメージを受けて、動脈硬化や糖尿病の合併症が進みやすくなります。この状態を放置しておくと、心筋梗塞や狭心症、脳卒中といった合併症が進展しやすくなるリスクが生まれます。

国際糖尿病連合（ＩＤＦ）がまとめた「食後高血糖の管理に関するガイドライン」では、食後2時間の血糖値が１４０㎎／dlを超える場合は対処が必要である、とされています。

１９９７年の米国糖尿病学会（ＡＤＡ）による研究結果である「DECODE Study」では、食後の高血糖が死亡リスクを高めることが示されました。この研究では、糖尿病患者の空腹時血糖値と死亡リスクの相関を見たときに、「糖負荷後2時間血糖値が高いと心血管病、虚血性心疾患、脳卒中といったすべての死亡のリスクが上昇する」ということが明らかになっています。

健康診断で見逃されやすい「隠れ糖尿病」

「血糖値スパイク」は一般的な健康診断では見逃されやすいために、「隠れ糖尿病」とも呼ばれています。健診で多く行われているのは、空腹時血糖値やHbA1cの数値の測定です。

ちなみにHbA1cは、過去1～2カ月間の平均血糖値をあらわす指標であり、測定した時点から過去にさかのぼって一定期間の平均的な血糖レベルをひとつの数値であらわしたものです。一般的には、5・0～5・5%が正常値とされています。

空腹時血糖値やHbA1cの問題は、血糖の日内変動を把握できないことであり、「血糖値スパイク」や低血糖を見逃すことになってしまうのです。

CGMなら血糖の日内変動がわかる

近年では、持続グルコース測定（CGM）というものが治療で使われるようになり、血糖変動の全体像がわかるようになりました。CGMは、お腹や肩に専用のセンサーを装着し、24時間連続で血糖の日内変動傾向といったものを診る検査であり、これによって血糖の日内変動がわかるようになったのです。

次ページの図をご覧ください。左上の「ＨｂＡ１ｃ　５・０」（正常値）の場合、血糖値は80〜１４０におさまっているのがわかります。一方で、左下の「ＨｂＡ１ｃ　６・８」になると、食後の血糖がはっきりと上昇していますね。これが、血糖値スパイクです。

右上と右下のように、さらにＨｂＡ１ｃが増えれば、空腹時血糖値が激しく上昇し、血糖値スパイクが顕著になっていることが明らかです。

血糖値スパイクの危険度チェックと血糖値スパイクを予防する方法

血糖値の上昇には糖質が大きく関与しているため、糖質に偏った食事をしていると、血糖値スパイクが起こりやすくなります。一方で、タンパク質や食物繊維を十分にとっていれば、食事による血糖値上昇を防ぐことができるのです。

食事において、「食べる順番」を調整するのも効果的です。炭水化物をとる前に、野菜、魚・肉料理をとると、胃の運動がゆるやかになり、食後に血糖値の上昇が改善することがわかっています。

HbA1c 8.1%

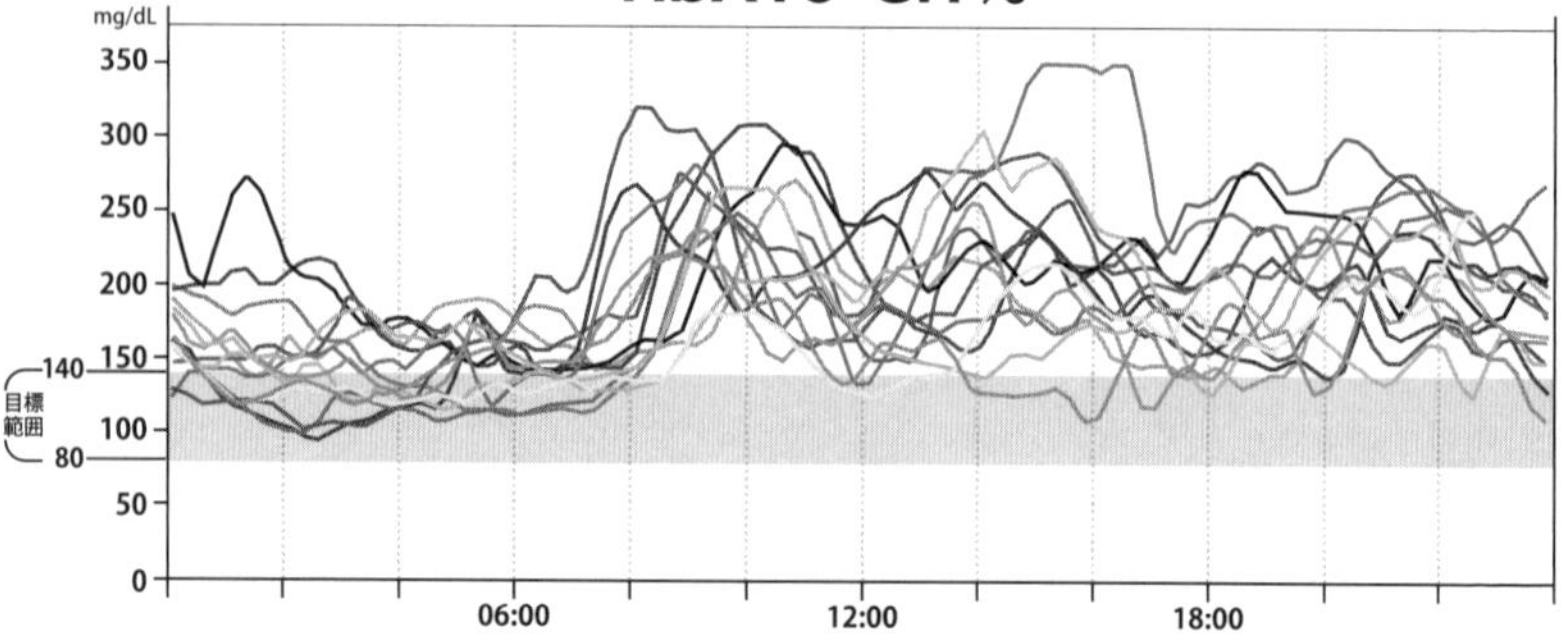

入院レベルの血糖値

血糖値は正常の2倍あります。正常[80-140]の時間帯がほぼありません。

HbA1c 10.1%

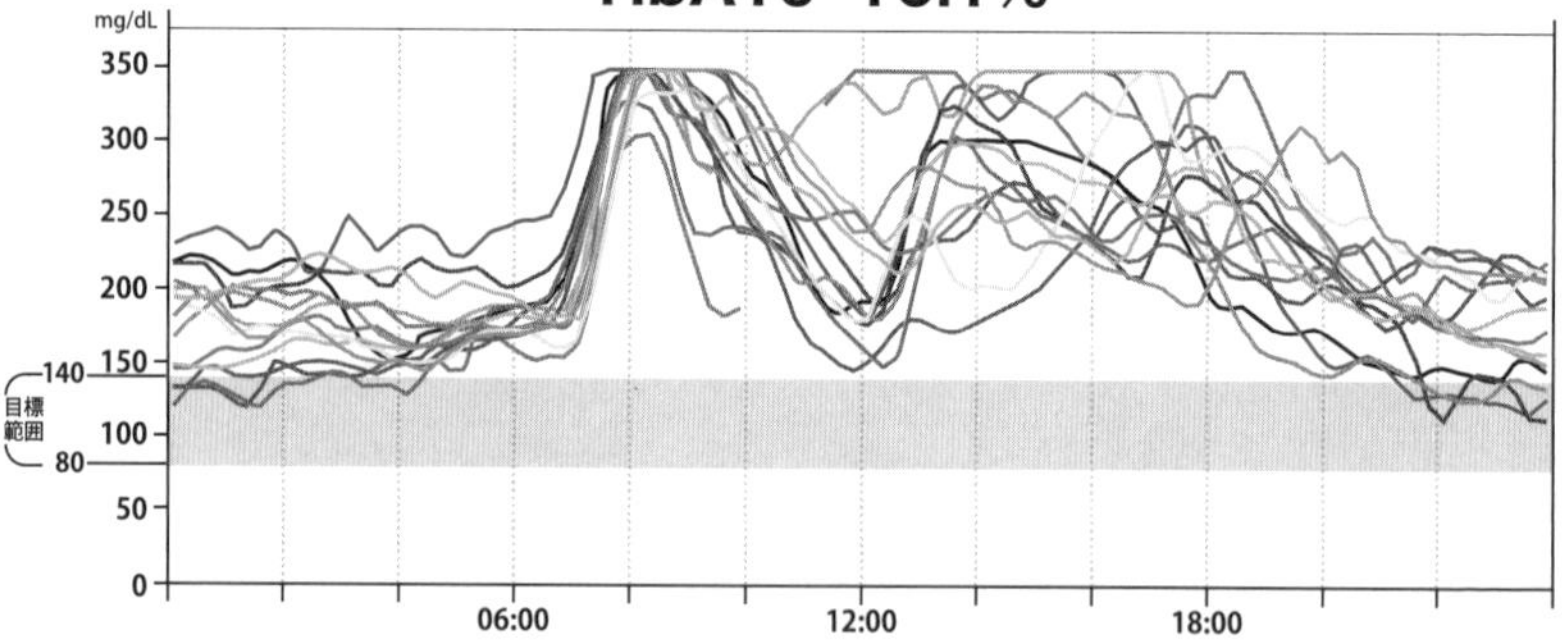

危険なレベルの血糖値

食後の血糖値は400-500程度まで上昇し血液がドロドロしているため、喉が渇くなどの症状が出始めます。

HbA1c 5.0%

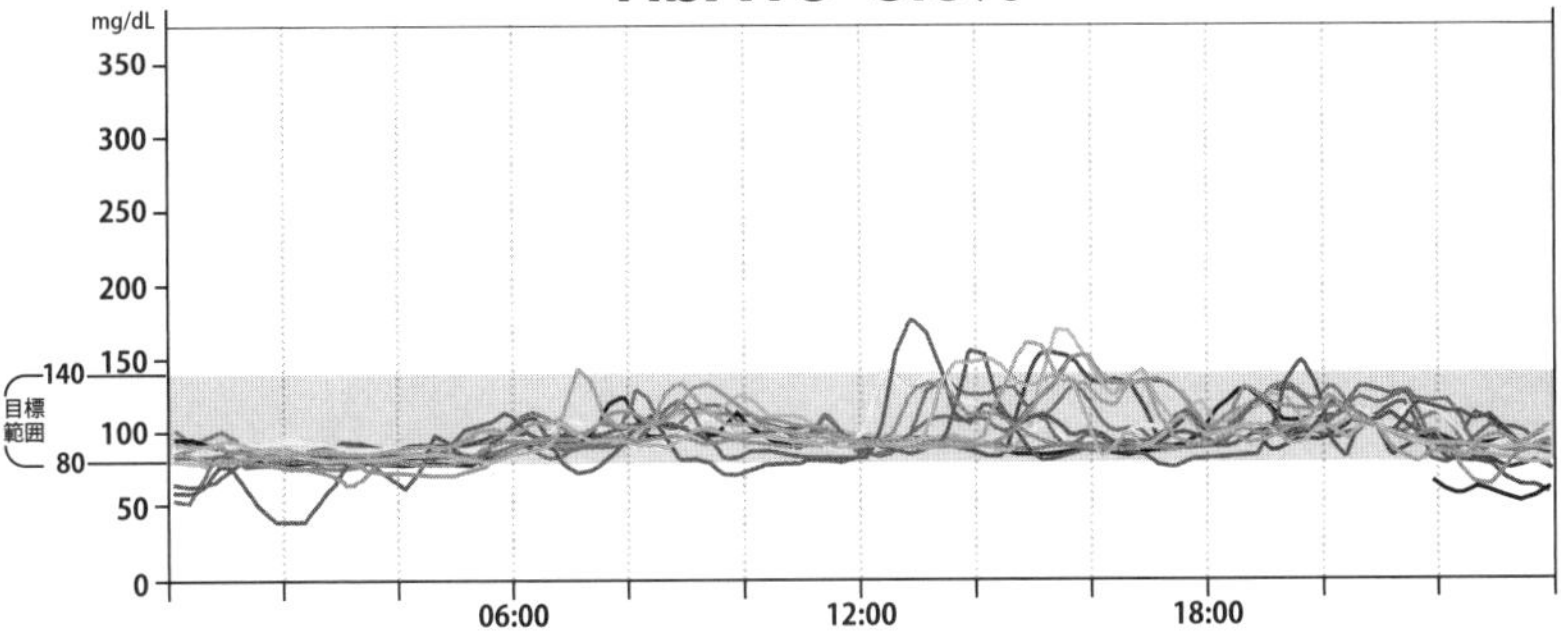

正常の血糖値

正常の方はどんな食事をしても、血糖値は50-140程度の間に収まります。

HbA1c 6.8%

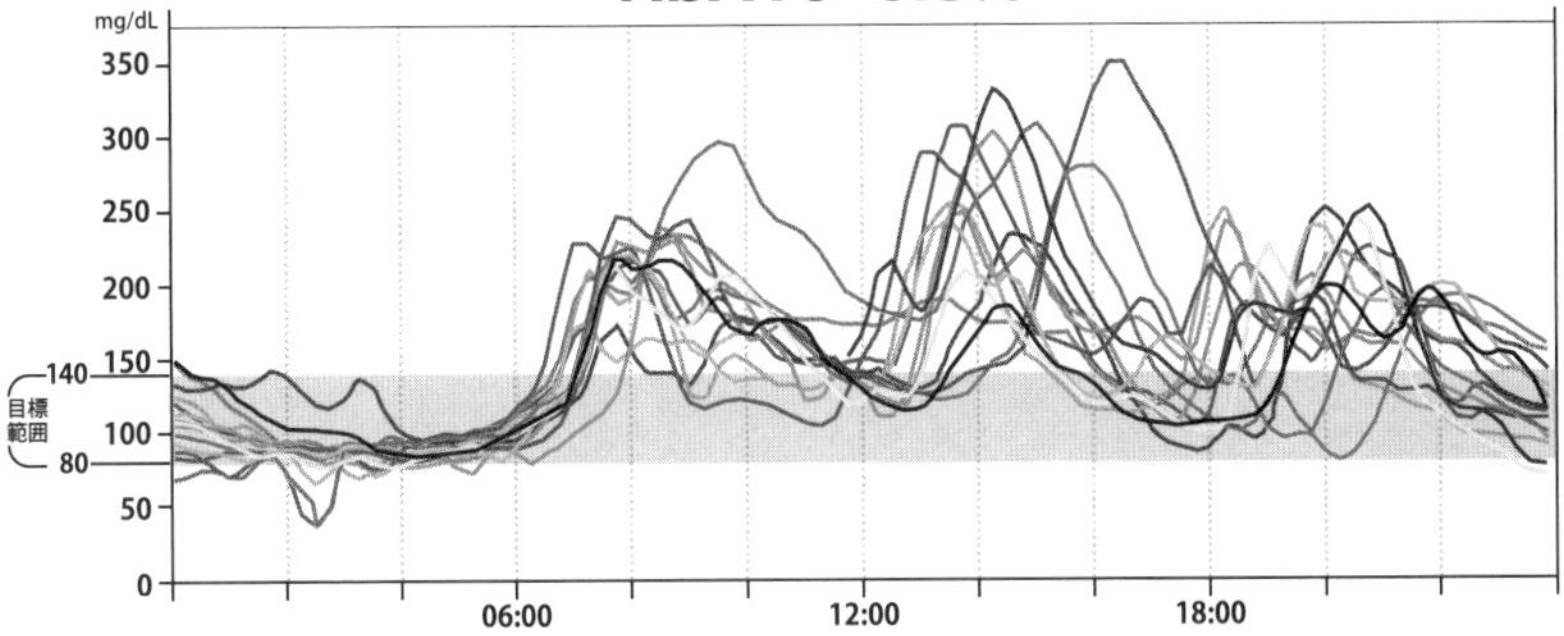

食事の時の血糖値は正常ですが、食後に急上昇します。いわゆる「血糖値スパイク」です。

血糖値スパイクの危険度チェックと血糖値スパイクを予防する方法を紹介しておきますので、ぜひ参考にしてください。

血糖値スパイク　危険度チェック

- ・40歳以上の男性
- ・太っている、最近体重が増えてきている
- ・家族や親戚に糖尿病の人がいる
- ・健康診断で尿に糖が出ている
- ・夕食を食べたあとに、すぐ寝てしまう
- ・外食が多い
- ・運動習慣がなく、車に乗る機会が多い
- ・ストレスの多い仕事をしている
- ・甘いお菓子やジュースをよく口にする
- ・タバコを吸っている
- ・1食抜いて、次の食事でたくさん食べてしまう

血糖値スパイクを予防する方法

1　食べる順番…お野菜、きのこ類を最初にとり、炭水化物は最後にする
2　3食きちんと食べる
3　しっかりと噛んで食べる
4　食事の直後に動く（行儀はよくないが、理想は食事中から動く）。そのことで、筋肉が血糖を消費してくれる

じつは認知症の2割は、血管が原因！

2025年には、65歳以上の5人にひとりが認知症と診断？

日本人はますます長生きになってきています。

健康で長生きであればいいのですが、要介護になってしまうことを不安に思っている人、とくに認知症になることを不安視している人は非常に多いのではないでしょうか。

ひと言で認知症といっても、「アルツハイマー型」「脳血管性」といった、いくつかの種類があります。

このうち、脳梗塞や脳出血、くも膜下出血といった病気が原因で起こる脳血管性認知症は、日本の認知症患者の約2割を占めており、アルツハイマー型認知症に次いで患者数が多くなっています。また、アルツハイマー型認知症に比べて男性の割合が高く、女性の2倍近くの有病率であることが特徴です。

ですから、とくに男性は、血管の状態をよくすることが、詰まりや出血を原因とする認知症の予防になるといえるでしょう。

医療においてもっとも深刻な問題のひとつが、高齢化にともなう認知症患者の増加です。厚生労働省は、「認知症患者は年を追うごとに増え続け、2025年には国内で約700〜800万人となる見込み、65歳以上の5人にひとりが認知症と診断されるであろう」と発表しているのです。

脳血管性認知症の発症後の平均生存期間は、男性が5・1年、女性が6・7年

脳血管性認知症は、脳梗塞や脳出血、くも膜下出血といった病気が要因となっていますが、その症状は病気になっている脳の場所や障害の程度によって異なります。

また、日本神経学会の報告によれば、脳血管性認知症の発症後の平均生存期間は男性が5・1年、女性が6・7年とされていて、これはアルツハイマー型認知症を筆頭とするほかの認知症とほぼ同じです。とても短いですよね。

さらに、脳梗塞や脳出血といった脳血管障害が再発することで、脳細胞の障害が広がっていきます。進行速度がゆっくりであっても、脳血管障害の再発を起こすたびに急激に症

■脳血管性認知症

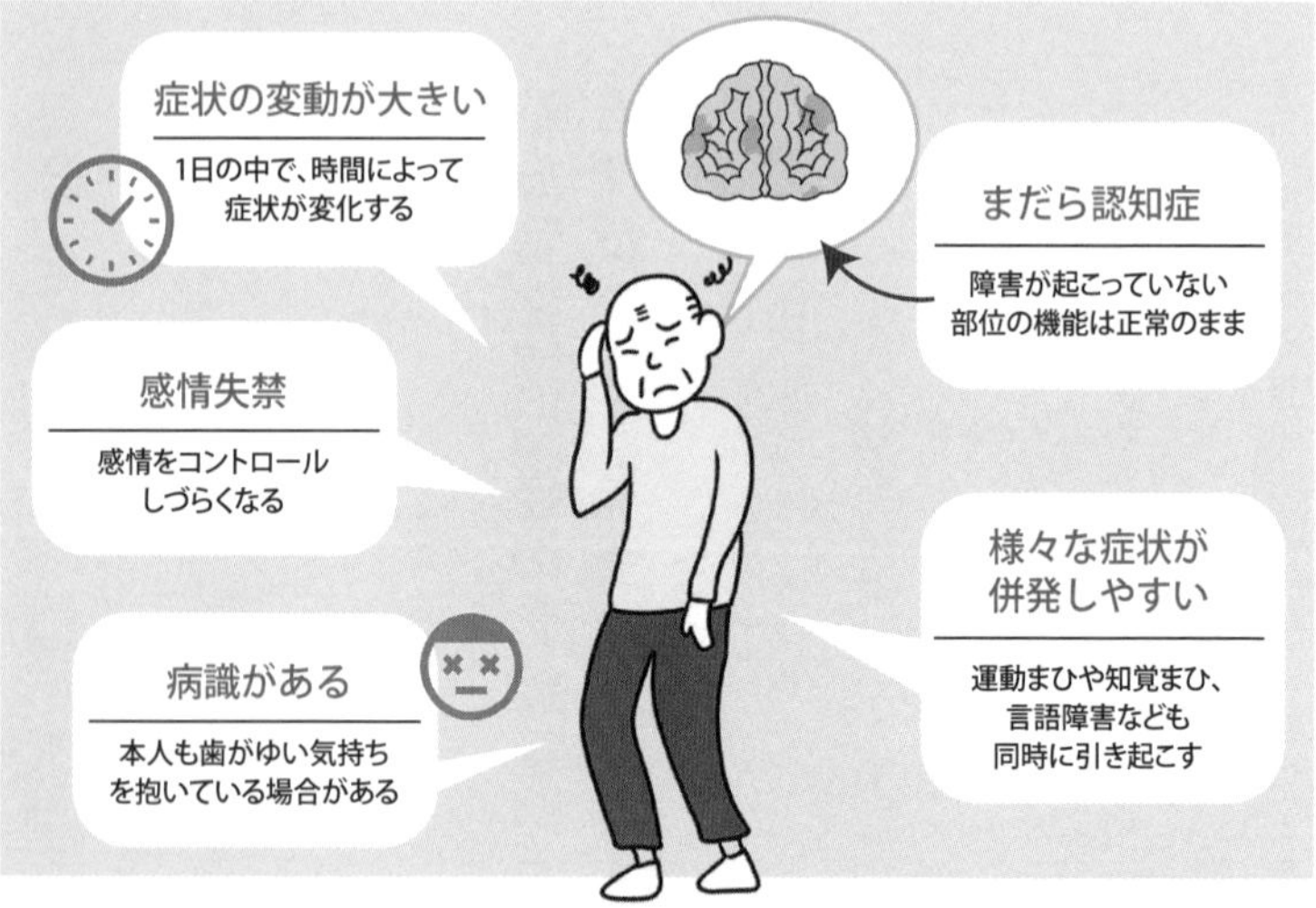
症状の変動が大きい
1日の中で、時間によって症状が変化する
まだら認知症
障害が起こっていない部位の機能は正常のまま
感情失禁
感情をコントロールしづらくなる
様々な症状が併発しやすい
運動まひや知覚まひ、言語障害なども同時に引き起こす
病識がある
本人も歯がゆい気持ちを抱いている場合がある

状が進行してしまう恐れがあるのです。脳血管障害に対する治療を継続することも、脳血管性認知症の悪化を防ぐことにつながります。

脳血管障害の再発を防止するには、高血圧や糖尿病、脂質代謝異常、心疾患といった病気の治療や、生活習慣の改善がとても大切です。

心身のリハビリを行い、麻痺の症状を改善させることも、生活の質を上げて認知症の進行を食いとめるためのポイントです。

ちなみに、脳血管性認知症が完全に治ることはありません。

脳血管性認知症は、脳血管障害によって細胞が死滅することで、記憶障害やそのほかの認知機能障害が引き起こされるものです。一度死滅してしまった細胞は二度と治ることはありません。また、再発することでさらに病状が進行してしまいます。

つまり一番重要なことは、そもそも発症させないために日々の生活習慣を見直すこと、もし発症してしまったときには再発させないために生活習慣を正すことなのです。

腎機能と血圧の深いつながり

腎機能が悪くなると、血圧のコントロールが難しくなる

腎機能が悪くなってしまったら、血圧を下げる必要があります。

そうしなければ、人工透析を必要とするまでの期間が短くなってしまうのですが、腎機能が悪くなると血圧が下がりにくくなるため、その悪循環を断ち切ることができません。血圧を下げるために、大量の降圧薬を飲むことになってしまいます。

それでも血圧が下がらなければ、血圧を管理するために、最終的に人工透析を要します。

ちなみに、人工透析の原因となる病気の第1位は糖尿病、3位は高血圧です。

生活習慣による病が、60％を占めているということです。

生活習慣を見直すことで、年間900億円の医療費削減につながる

人間にとって、腎臓はとても重要な臓器です。

腎臓は、体内の水分と毒素を振り分けて体内を浄化する解毒装置としての役割を担っているため、腎機能が正常に働かなければ、さまざまな病気にかかってしまう確率が高くなります。

腎臓が正常に稼働できない状態を腎不全といいますが、そこまで悪化すると腎臓の解毒装置としての働きが損なわれ、身体に毒素が蓄積し、慢性化すると「尿毒症」を発症します。尿毒症という状態になると、倦怠感や食欲低下、悪心、嘔吐、頭痛といった症状が表出。ひどくなれば、全身のけいれんが起こることもあるのです。

排尿もしにくくなるため、心不全や肺水腫を起こし、息切れや呼吸困難もあらわれやすくなります。そこまでの状態にまでなると、透析なしで体内を浄化することができません。

透析の役割には、

■透析の一番の原因は糖尿病腎症

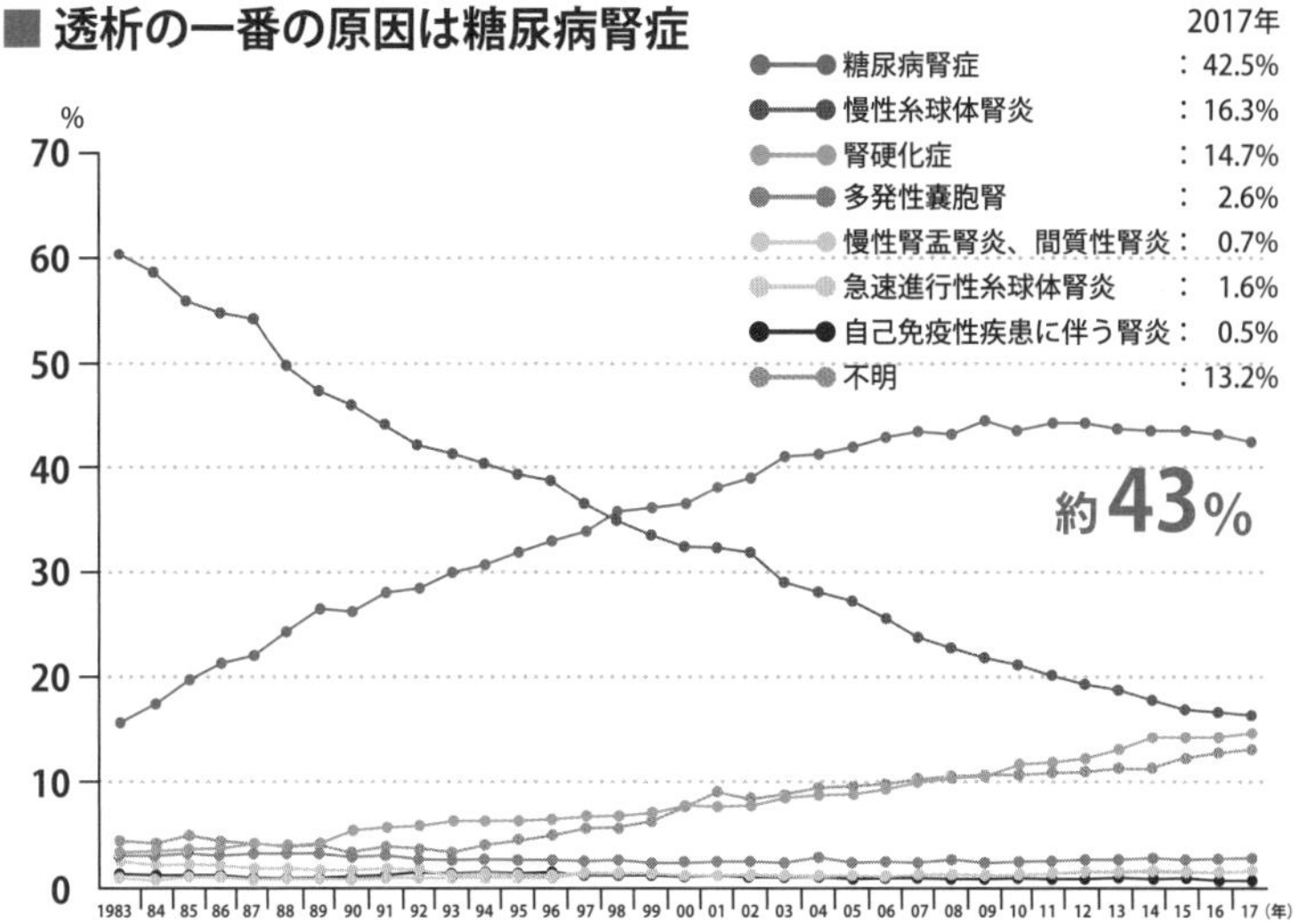

・血液中の老廃物の排泄
・尿が出ないことによる、体内に溜まった余分な水分と塩分の除去
・電解質・血液の酸性度の是正

といったものがあります。

人工透析は、1回あたり4時間、週に3回行います。

正常の腎臓であれば、身体に溜まった老廃物を24時間、尿として排出してくれます。ところが、糖尿病腎症の最終段階である第5期（透析療法期）に入ると老廃物を出しきれなくなるため、人工透析によって老廃物を体外に出し、生命を維持することになるのです。

透析の際には、身体に溜まった老廃物を取り除くために、大量の血液を人工腎臓へ送る必要があるのですが、通常の静脈を流れる血液だけでは十分な血液量が得られないため、手術によって動脈と静脈をつなぎ合わせて、静脈に大量の血液が流れるようにします。これをシャントといいます。シャントは身体への負担がかなり大きく、また週に3回という治療は日常生活にも大きな影響を及ぼします。

生命を維持するために人工透析は必要なので、たとえば2泊3日以上の旅行では旅先で透析をしなければいけなくなってしまうのです。

人工透析は腎臓の代替療法であり、昨今では、毎年3万人が新規に透析を導入しています。生活習慣を正すことで、年間1万8000人が透析を回避できるという計算もあり、これが実現できれば、ひとりあたり年間500万円かかると仮定すると、900億円の医療費削減にもなるのです。

高齢者でも、降圧治療をしっかりするほうがいい

一方で、

「高齢者が血圧を下げたらよくない。血圧（上）は160以上とするべきだ」

「血圧が140を超えたら高血圧と診断されて、すぐに降圧薬を出されるけれども気をつ

■高齢者でも血圧はしっかり下げた方がよい！

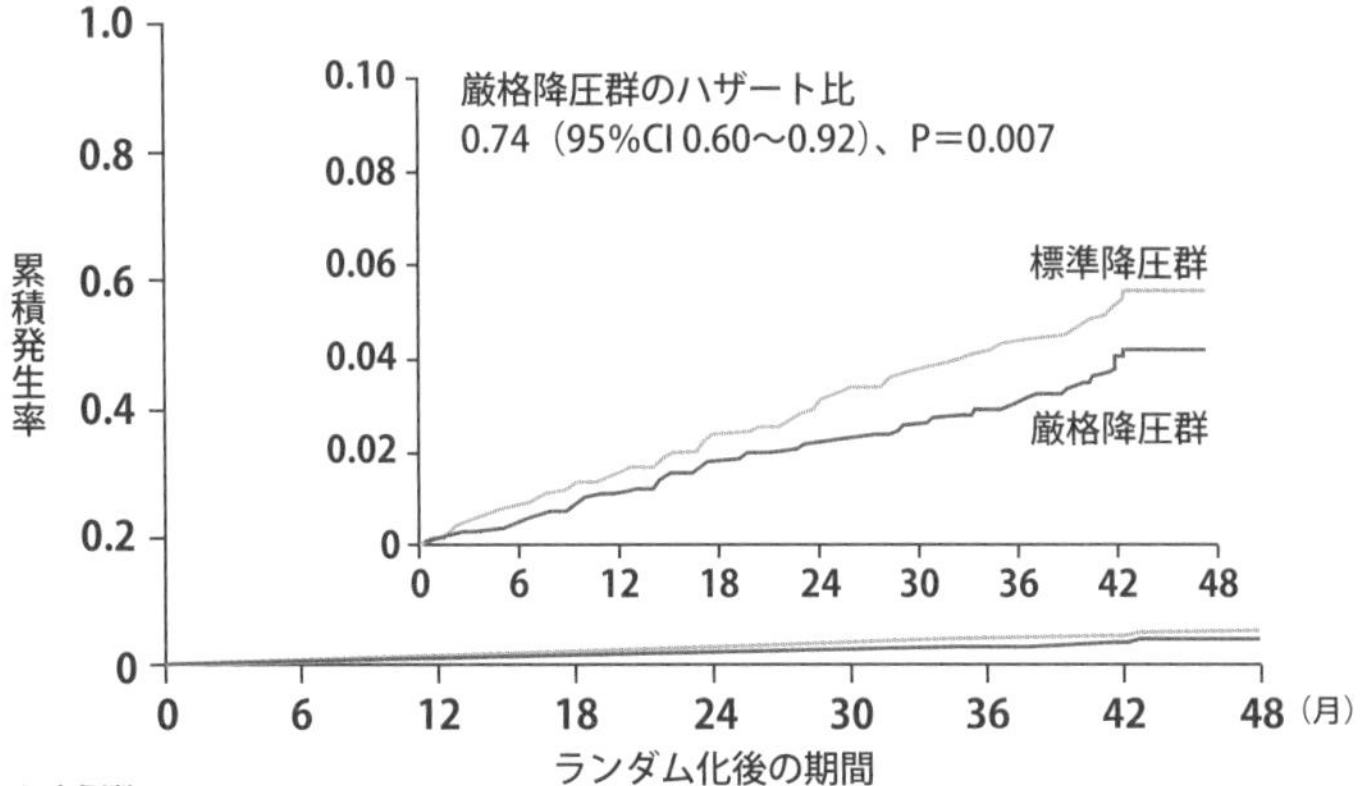

◎症例数

標準降圧群	4,268	4,147	4,070	4,000	3,938	3,849	3,664	1,200
厳格降圧群	4,243	4,174	4,109	4,039	3,970	3,867	3,694	1,234

※脳卒中＋急性非代償性心不全＋冠血行再建＋心房細動＋心血管死

けて！」

　といった、高血圧に関する誤った情報が入り乱れている現状があります。

　たしかに、年齢を重ねるにつれて血管が硬くなり、血圧が上昇するという事実は間違いありません。一般的に血圧は「年齢＋80」であると考えられており、70歳の人であれば１５０㎜Hgくらいになりやすいといわれています。

　ただ、そのまま何もしなくてもいいかといえば、そうではありません。

　２０１５年に米国心臓協会学術集会が発表した「sprint試験」の結果によると、高齢者でも１４０㎜Hg、できれば１３０㎜Hg以下を目指した患者のほうが、心血管に関するイベント（心筋梗塞や脳梗塞に代表される、心血管系の病気）が少なかったという数値が明らかになっています。

その試験を裏付ける「STEP試験」というものが2021年に発表されましたが、やはり高齢者でも血圧を下げたほうがいいという結果が出たのです。

もちろん、急激に血圧を下げることによる影響を考える必要がありますが、「高齢者の血圧は低くしてはいけない」という論争には、いったん終止符が打たれたものと考えていいでしょう。血圧を適正に下げることの必要性を認識していただければと思います。

じつは危険な内臓脂肪型肥満

内臓脂肪型肥満とは

肥満がさまざまな生活習慣病と密接に関係しているということは、なんとなく想像できるのではないでしょうか。実際にその通りで、とくに「内臓脂肪型肥満」は、皮下脂肪型肥満よりも危険です。

肥満には、２つのタイプがあります。

ひとつは、下腹部や腰回り、お尻といった皮下に脂肪が蓄積する皮下脂肪型肥満で、「洋なし型肥満」ともいわれます。

もうひとつが、内臓のまわりに脂肪が蓄積した内臓脂肪型肥満であり、「リンゴ型肥満」というものです。

内臓脂肪と皮下脂肪の違いは、

・内臓脂肪は溜まりやすいが、治療で減りやすい
・皮下脂肪は溜まりにくいが、治療で減りにくい

という点です。内臓脂肪は普通預金、皮下脂肪は定期預金にたとえられます。

内蔵脂肪の蓄積は悪玉ホルモンの分泌を増やし、動脈硬化が加速する

内臓脂肪は、遺伝的要因や過剰な栄養、運動不足、ストレス、過剰なアルコール摂取、喫煙、閉経といったさまざまな要因によって蓄積していきます。

そもそも脂肪細胞は、ただ脂肪を溜めている貯蔵庫ではなく、「アディポサイトカイン」というホルモンを分泌していて、そのホルモンが動脈硬化に関係していることが最近明ら

かになってきました。

アディポサイトカインには、善玉と悪玉があり、善玉には「アディポネクチン」、悪玉にはPAI—1、TNF—α、レプチンといったものが挙げられます。

内臓脂肪が過剰に蓄積していない標準体型では、脂肪細胞からアディポネクチンが多く分泌され、傷ついた血管を修復しています。「善玉」という名の通り、身体を守ってくれているホルモンであるといえるでしょう。

ところが、内臓脂肪が蓄積すると、脂肪細胞から、善玉であるアディポネクチンの分泌が減り、逆に悪玉のアディポサイトカインの分泌を増やすことになるので、動脈硬化の進行が加速してしまいます。その結果として、脳卒中や狭心症、心筋梗塞といった心血管系疾患が起きやすくなるのです。

メタボリックシンドロームになると、脳卒中や狭心症、心筋梗塞といった病気の危険度が1・8倍に

健康診断でよく耳にするメタボリックシンドロームですが、実際にどのようなものなの

■「内臓脂肪の蓄積」を上流にもち、生活習慣病を複数発症した状態のことを「メタボリックシンドローム」といいます。

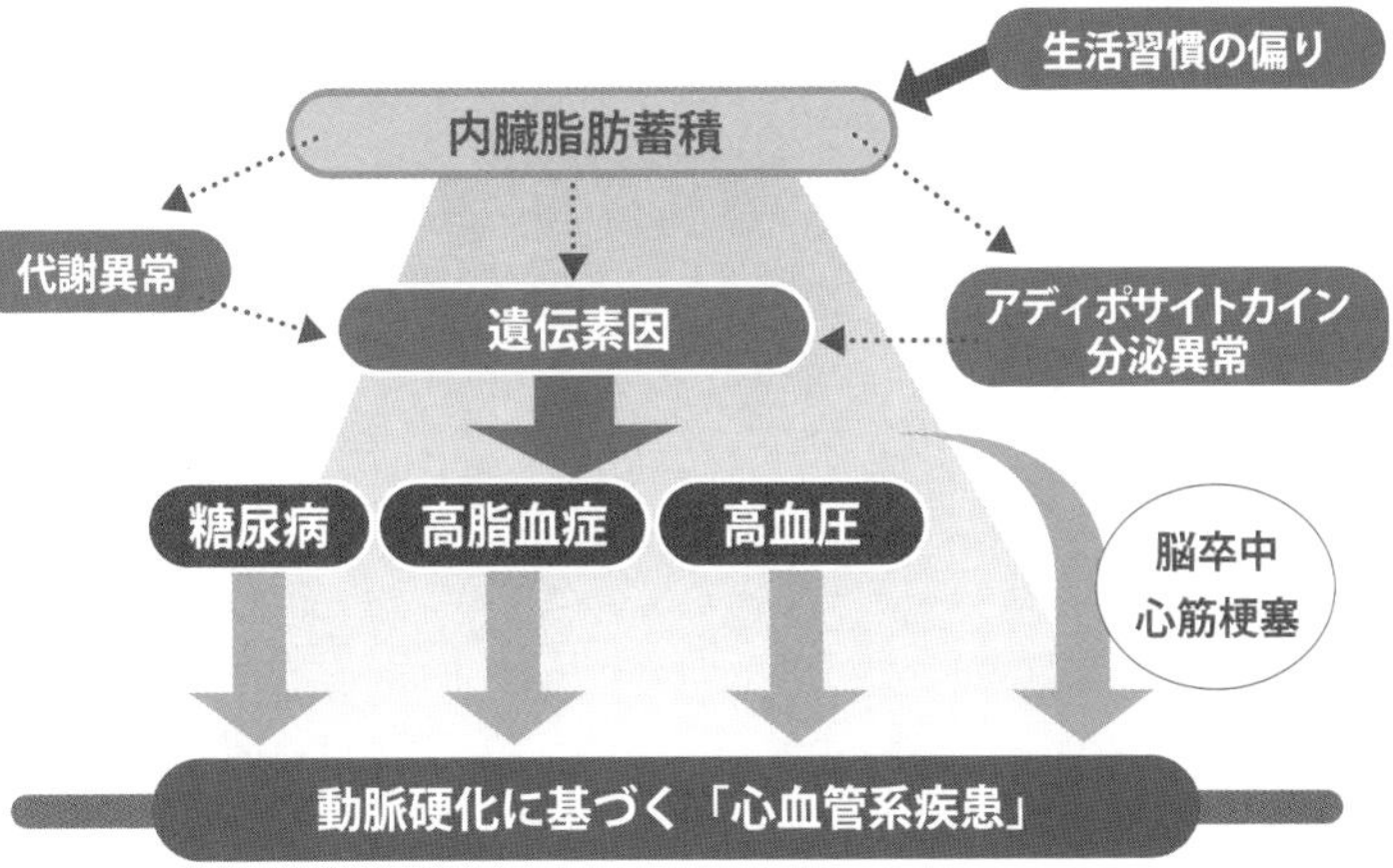

かご存じでしょうか？

メタボリックシンドロームというのは、内臓脂肪の蓄積に加え、中性脂肪の数値が高い、高血圧、糖尿病、といったものに2項目以上該当している状態です。

内臓脂肪の蓄積は、ウエストの数値で判定し、男性で85㎝以上、女性で90㎝以上は内臓脂肪蓄積と判定されます。じつに、男性で10～20％、女性では5～10％がメタボリックシンドロームに当てはまるそうです。

メタボリックシンドロームは、なぜよくないのでしょうか。

それは、心血管系の病気になる危険度が、1・8倍にもなるからです。

日本人が脳卒中や狭心症、心筋梗塞といった心血管系の病気で亡くなる確率は約30％で、がんによる死亡率に匹敵します。また、脳血管疾患は「寝たきり」になる原因の第1位であり、3割以上を占めています。

メタボリックシンドロームに陥ることで、このような心血管系の病気になる危険度が1・8倍に…。つまり、メタボリックシンドロームは、日本人の死亡や寝たきりを引き起こす陰の主役のひとつといえるのです。

メタボリックシンドロームに至るまでの過程を「メタボリックドミノ」と表現するのですが、高血圧や糖尿病といったメタボリックシンドロームの要素となる状態は、川の流れのように、下に行けば行くほどいろいろな病気を引き起こします。

そして、最終的には亡くなってしまうわけです。

メタボリックシンドロームの怖さを、もっと知っていただければと思います。

なお、血管とは直接関係ありませんが、脂質異常症で、中性脂肪が高すぎると膵炎のリスクが高いという印象をわたしは持っています。

この点も、決して見過ごせない話なので、念のため触れました。

認知症の発生には糖尿病が大きく関わっている

血糖値スパイクのコントロールが、認知症発生を減らすきっかけに

53ページでもお話しした、福岡県糟屋郡久山町で行われた久山町研究は、１９６１年に脳卒中の実態調査として始まりました。

一方、その後の日本人の生活習慣の変化や高齢者の急増にともない、脳卒中や心筋梗塞といった心血管病の実態も変化しています。

なお、糖尿病や高血圧症が心血管病の危険性を高め、認知症の発症リスクにも関連していることは、過去の研究でも指摘されていることです。

久山町研究の期間中、２３２人が認知症（アルツハイマー病、血管性認知症、全原因による認知症）を発症しました。その性別や年齢を調整して解析したところ、認知症の発症は明らかに「血糖値が正常の群」よりも「糖尿病型の群」が多く、すべての発症原因による認知症は１・74倍、アルツハイマー病は２・05倍、血管性認知症は１・82倍に上昇して

いたことがわかりました。

国際糖尿病連合（ＩＤＦ）によれば、世界の糖尿病人口は3億６６００万人に増加。米国では２６００万人近くが糖尿病に罹患し、７９００万人が糖尿病前症（pre-diabetes）であるとのことです。久山町研究の発展に多大な貢献をされた清原裕氏は、

「追跡調査により、脳血管性認知症やアルツハイマー病など病型別にみた認知症の発症率や危険因子が明らかになる。耐糖能異常および糖尿病は認知症の有意な危険因子であり、その影響は時代とともに増強している。糖尿病をコントロールすることは、今後ますます重要になる」

と述べています。つまり、認知症の発生には糖尿病も大きく関わっているため、血糖値スパイクをいかにコントロールしていくかということが、認知症の発生を減らすためのひとつのポイントになるということです。

血管病は、時にはがんより予後が悪い

がんよりも予後が悪い「閉塞性動脈硬化症」

足の血管の動脈硬化が進み、血管が細くなったり詰まったりして、十分な血流が保てなくなる「閉塞性動脈硬化症」という病気があるのですが、この病気の予後は、非常に悪くなっています。罹患した人の60％以上が、脳心血管病変を合併するためです。

「末梢動脈疾患（Peripheral Arterial Disease）」ともいわれる閉塞性動脈硬化症の症状は、脚の「痛み」や「しびれ」です。心臓へ栄養を送る血管が細くなる「狭心症」と同じ血管の病気でもあるため、「足の狭心症」ともいわれています。

末梢動脈疾患で問題になるのは、単に歩くことが不自由になるということ以上に、死亡率が非常に高いことです。

症状があらわれている場合の生命予後は、がんよりも悪いとされています。

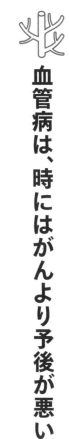

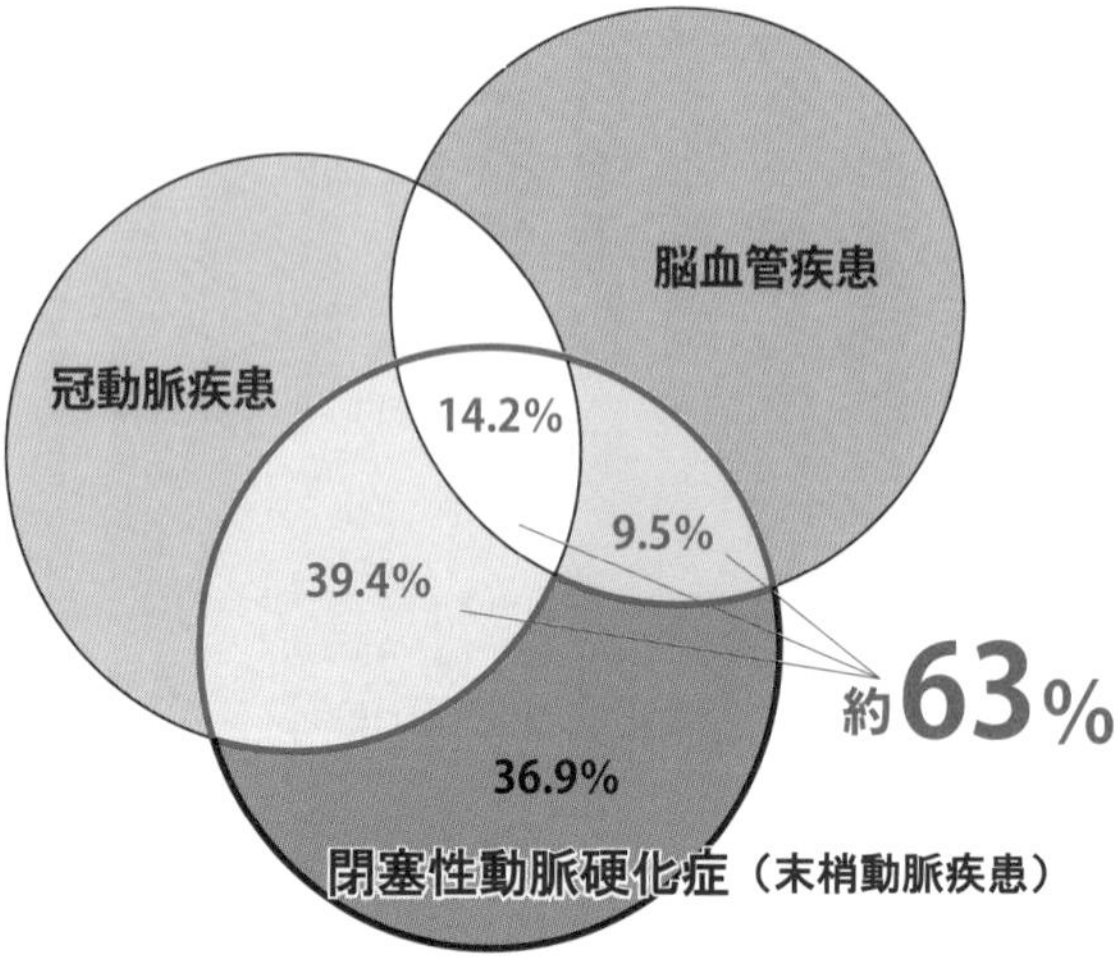

REACH registry:JACC 205;45,417A より引用

一般社団法人日本脈管学会では、「年齢が高い」「糖尿病」「喫煙習慣」といった動脈硬化（血管の老朽化）を引き起こす因子が、この末梢動脈疾患を引き起こす、としています。とくに喫煙は、そのほかの危険因子と比べても、とても発症リスクを高めるものといえます。

これらの因子は、狭心症や心筋梗塞と同様に、全身の血管に異常をきたす可能性があります。心臓の血管が異常になれば心筋梗塞となり、脳の血管なら脳梗塞、足の血管なら末梢動脈疾患となるのです。

図の通り、末梢動脈疾患に罹患している人は、心臓病（冠動脈疾患）と脳梗塞（脳血管疾患）を併発している確率が約63％にも及んでいることが知られています。

注意したいですね。

末梢動脈疾患の５年生存率は70％程度、下肢切断に至る重症例では１年生存率が50％！

末梢動脈疾患の治療ガイドラインであるＴＡＳＣⅡは、末梢動脈疾患を患った場合、その重症度にかかわらず、５年後に30％近くの人が死に至っていると発表しています。大腸がんや乳がんの５年生存率と比較しても同程度か、それ以上に死亡リスクが高いのが、この病気の特徴なのです。

さらに問題なのは、血流不全のために足が壊死して切断を余儀なくされた場合、なんと１年後には半数の人が亡くなっているということです。「足を切っただけで、どうして半分の人が亡くなるのか」と、疑問に思う人も多いでしょう。

それほどの状況になる人は高齢者が多く、もともと全身の状態がよくない場合が少なくないのです。その状態で足を切断するとなれば、車椅子の生活を余儀なくされて、やがて肺炎といった合併症で命を落とすことが多くなります。

たかが足、されど足…です。

■がんと比較した5年生存率

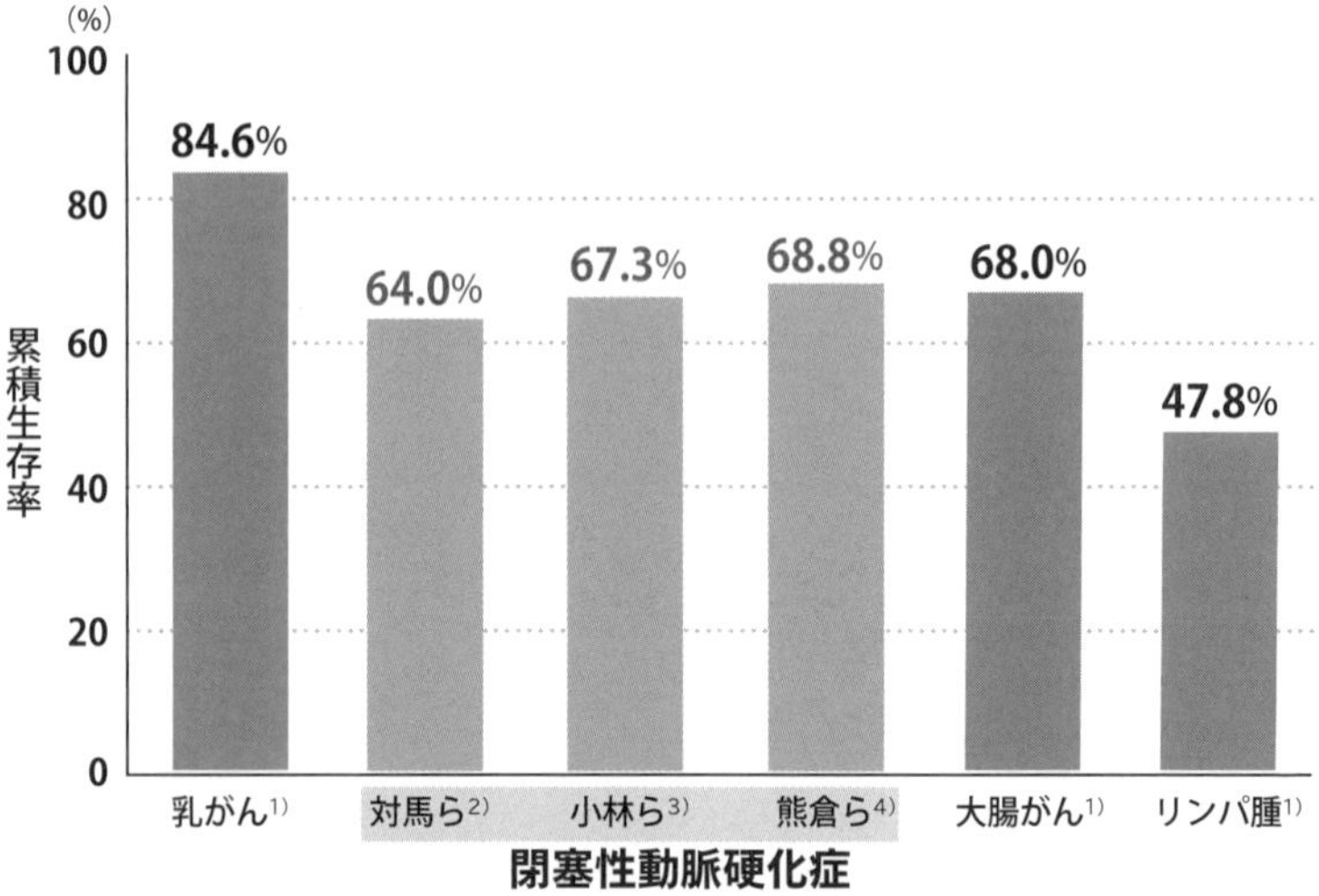

出典　1)厚生労働省がん研究助成金「地域がん登録精度向上と活用に関する研究」平成16年度報告書
2)対馬信子　他，循環器病研究の進歩，12(1)，26，1991.
3)Kobayashi M. et al.，Jpn Circ J，64(12)，925，2000.
4)熊倉久夫　他，脈管学，46(5)，565，2006.

また、末梢動脈疾患の死因の30％は冠動脈疾患（心筋の酸素不足により胸痛発作が起こる病気）である、とされています。足の血管が詰まっていれば、心臓の血管も詰まりやすく、また脳の血管も詰まりやすくなります。

ですから、末梢動脈疾患を単なる足の血管の病気ととらえず、全身病としてとらえることが重要なのです。

長時間の座り仕事、喫煙、運動不足が閉塞性動脈硬化症につながる

閉塞性動脈硬化症は、すでにお話しした通り、最悪の場合は足を切断することにもなり得る怖い病気ですが、その危険因子は、1番

■ 下肢切断のリスク

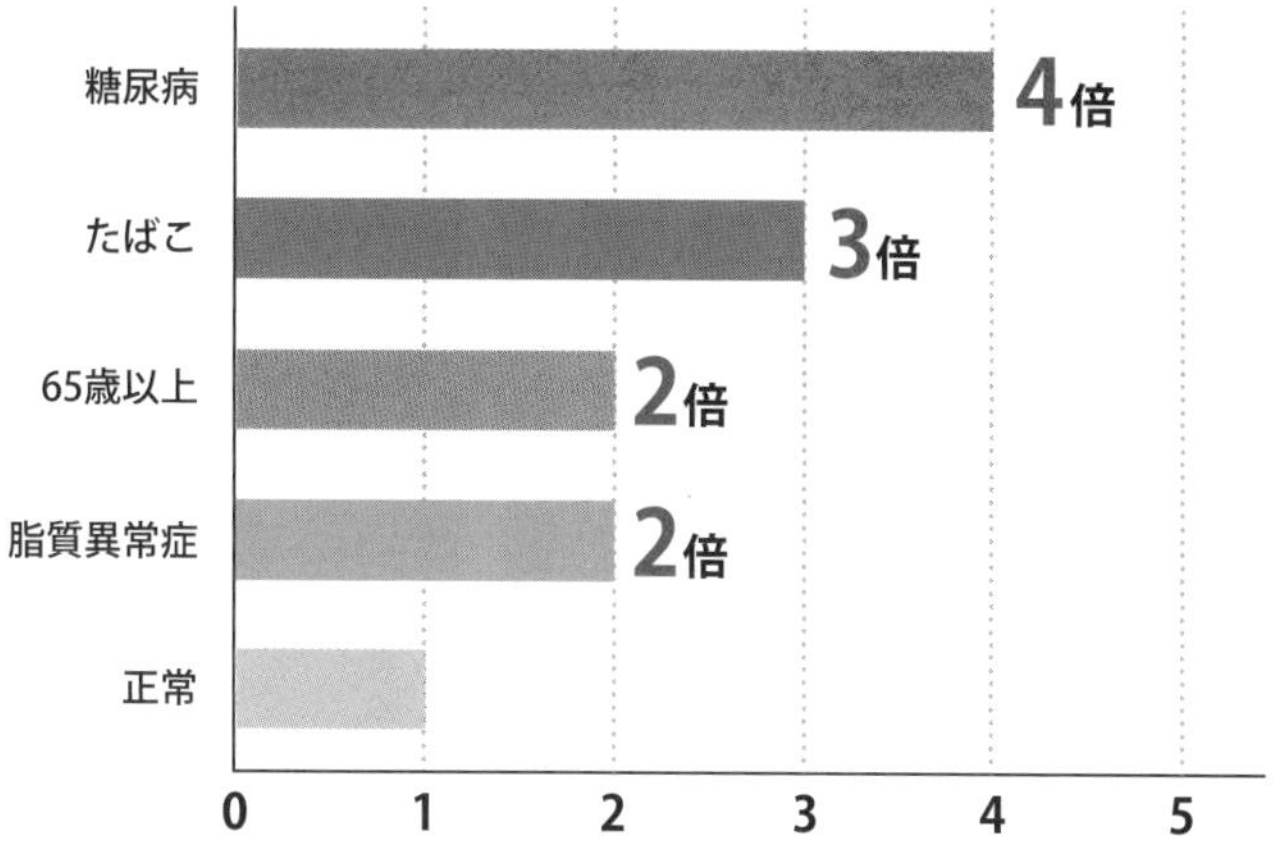

糖尿病は下肢切断へのリスクの第１位なのです。同時にタバコを吸っていたら、更にその率が上がります。

目が糖尿病、２番目が喫煙です。

長時間座った状態で、空き時間には喫煙をし、あまり運動はしない。そして、食事の回数は多い…といった生活をしているなら要注意です。

実際にわたしたち医師も、さまざまな動脈硬化の疑いのある人を診る際、

「デスクワークですか？」

「身体を動かすお仕事ですか？」

と、職業を尋ねるようにしています。

血管病はがんよりも生命予後が悪い場合がある

昨今、リモートワークも主流になっているので、デスクワークが中心の人は気をつけた

ほうがいいでしょう。

とくに、自宅でデスクワークを行う場合は、会社で仕事をするときよりも誘惑が多く、間食や喫煙をしやすい環境にあります。

通勤しない分、動きも少なくなります。

たとえば定年を迎えてすることがなくなり、ほとんどの時間を自宅で過ごす人も、気をつけたいところです。

わたしがずっと働きたいと思っているのは、そのためです。

実際に、仕事を辞めてから、さまざまな病気を発症する人も少なくありません。

さらに、「孤独」を感じてしまうことも、心身に大きな負担がかかります。

ヨーロッパでは「孤独」を病気として扱うこともあるほどです。

孤独は生命予後を悪くします。あとで詳しくお話ししますが、人とのつながりは健やかに生きるうえで本当に大切なことなのです。

少し話が逸れましたが、血管病はがんよりも生命予後が悪い場合があることを、知っておいてくださいね。

女性はホルモンが低下したら、男性同様に動脈硬化が進む

女性の更年期＝これから動脈硬化が進み始めるというサイン

男性と女性の違いは、女性は女性ホルモンに守られているということです。

ですから女性の場合、動脈硬化の進行は、男性よりもゆるやかです。

でも、女性だからといって、決して油断してはいけません。

女性が動脈硬化になるリスクのひとつに、「更年期」があります。

もともと女性は男性よりも10年ほど動脈硬化の進行が遅いのですが、それは女性ホルモンである「エストロゲン」のおかげです。エストロゲンには悪玉（ＬＤＬ）コレステロールを下げ、善玉（ＨＤＬ）コレステロールを上げる働きがあるのです。

ところが、女性の場合も、更年期に入るとエストロゲンが減少し、ホルモン状態が男性

と似た状態になっていきます。それまで女性の身体を動脈硬化から守ってきたエストロゲンが減少することにより、悪玉コレステロールが増加して、動脈硬化のリスクも上昇するのです。

実際に男性は50歳頃から、女性は60歳頃から動脈硬化性疾患の発症が増えてきます。女性は月経があるとき、つまり生殖能力があるとき（妊娠・出産できる可能性があるとき）は、動脈硬化性の病気にならないように守られているように思います。

更年期障害は、女性ホルモンがなくなっている途中で起こります。

女性が更年期を迎えたということは、これから動脈硬化が進み始めるから気をつけましょうというサインだととらえておくといいですね。

これに当てはまる人は、定期的に動脈硬化の検査を

いまは症状がなくても早めに検査をしよう

ここまで、動脈硬化がもたらす病気の話をしてきました。

では、動脈硬化の進行度合いは、どのような検査をしてもらえばわかるのでしょうか？

まず、次の項目に複数当てはまる人は、定期的な検査をおすすめします。

・糖尿病
・高血圧
・脂質異常
・喫煙や過度の飲酒をする
・60歳以上である
・腹囲が85㎝を超える男性、もしくは90㎝を超える女性

・**心臓病の家族歴がある**
・**普段歩くことが少ない**
・**生活リズムが不規則**
・**完璧主義者で普段イライラすることが多い**
・**坂道や階段を歩くのが最近つらい**

動脈硬化は、「FMD検査」や「頸動脈エコー検査」といったもので評価してもらうことができます。

FMD検査は、腕を圧迫し、開放したあとにどれだけ動脈が拡張するかを超音波エコーで確認する検査です。血管の内皮機能を見ることで、動脈硬化の初期からの変化をとらえることができます。

頸動脈エコー検査は、首の血管の様子を、超音波を使って簡単に画像で見ることができる検査です。

血管を確認できる身体の箇所は、頸動脈と眼動脈の2つです。

頸動脈の場合は、エコーを使って、血管の狭さやプラークの有無といった動脈硬化の程度を、身体に負担をかけずに確認することができるのです。

郵 便 は が き

料金受取人払郵便

豊島局承認

4482

差出有効期間
2025年10月
31日まで

●上記期限まで
切手不要です。

170-8790

333

東京都豊島区高田3-10-11

自由国民社

愛読者カード 係 行

住所	〒□□□-□□□□ 都道府県 市郡(区)			
	アパート・マンション等、名称・部屋番号もお書きください。			
氏名	フリガナ	電話	市外局番 市内局番 番号 ( )	
		年齢	歳	
E-mail				

どちらでお求めいただけましたか？

書店名（ ）

インターネット 1. アマゾン 2. 楽天 3. bookfan

4. 自由国民社ホームページから

5. その他（ ）

ご記入いただいたご住所等の個人情報は、自由国民社からの各種ご案内・連絡・お知らせにのみ利用いたします。いかなる第三者に個人情報を提供することはございません。

『**健康長寿の人が毎日やっている血管にいいこと**』を
ご購読いただき、誠にありがとうございました。
下記のアンケートにお答えいただければ幸いです。

●本書を、どのようにしてお知りになりましたか。

□新聞広告で（紙名：　　　　　　　　　　新聞）
□書店で実物を見て（書店名：　　　　　　　　　　）
□インターネットで（サイト名：　　　　　　　　　　）
□人にすすめられて　□その他（　　　　　　　　　　）

●本書のご感想をお聞かせください。

※お客様のコメントを新聞広告等でご紹介してもよろしいですか？
（お名前は掲載いたしません）　□はい　□いいえ

ご協力いただき、誠にありがとうございました。
お客様の個人情報ならびにご意見・ご感想を、
許可なく編集・営業資料以外に使用することはございません。

もし頸動脈の血管が狭くなっていたりプラークがあったりした際は、そのほかの血管でも同じようなことが起こっている可能性を踏まえ、ＣＴを含めた一歩進んだ検査を行います。そして、近い将来に発症する可能性の高い心血管系の病気を予防するための措置を、予防として行っていきます。

リスクを抱えている場合には、いまは症状がなかったとしても、早めに検査しておきましょう。

胸痛を起こす病でもっとも怖いのはこの２つ

身体に痛みを感じる主な病気

身体の痛みにはさまざまな症状がありますが、その原因は臓器によって分かれます。主な原因を、臓器ごとに列挙し、説明していきます。

・**心血管系**

急性心筋梗塞・不安定狭心症・安静時狭心症・労作性狭心症・心膜炎・心筋炎・胸部大動脈解離など

・**消化器系**

消化性潰瘍・逆流性食道炎・膵炎・胆道疾患・食道破裂など

・**呼吸器系**

肺炎・気胸・緊張性気胸・肺塞栓症・胸膜炎など

・**その他の原因**

筋骨格系胸痛・胸部周辺の悪性腫瘍・帯状疱疹・線維筋痛症など

胸の痛みで怖い病気は、「急性心筋梗塞」と「急性大動脈解離」

これらのなかでもっとも気をつけなければいけないのは、胸の痛みです。胸の痛みの原因には、命に関わる病気があるので、注意が必要でしょう。

なかでもとくに重篤な病は、心血管系の「急性心筋梗塞」と「急性大動脈解離」です。

心筋梗塞は心臓の血管である冠動脈が閉塞する疾患であり、急に心臓の一部が動かなくなるために、心臓のポンプとしての機能の低下、酸素不足に陥った心臓が不整脈を引き起こすことでの突然死を誘発します。生活習慣病で動脈硬化が進み、血管が閉塞してしまうことがきっかけになるともいわれています。

急性心筋梗塞を発症した場合、30％の人は病院にたどり着く前に亡くなってしまいます。


大動脈解離は、血管が裂ける病気です。

大動脈の血流がストップし、ときには血管が破れて突然死に至ります。

とくに上行大動脈《じょうこうだいどうみゃく》（大動脈のうち、左心室を出て胸腔内を上方へ向かう部分）に解離ができるA型急性大動脈解離は、診断が遅れれば24時間以内に50％が死亡し、1週間で90％が死亡する、非常に重篤な病気です。

緊急手術まで持ち込めたとしても、死亡率は10～30％と非常に高くなっています。

この一番の原因は高血圧であり、これにはやはり生活習慣の積み重ねが影響しているといえます。血圧を上げるような因子、たとえば塩分の取りすぎやストレスには気をつける必要があるでしょう。

心筋梗塞も、不規則な生活習慣が重なった結果、発症しやすくなるので、生活を整えることから始めたほうがいいですね。

「間欠性跛行」という病気を知っていますか？

間欠性跛行がある場合、閉塞性動脈硬化症を疑おう

「間欠性跛行」というのは、耳慣れない言葉ですよね。

「かんけつせいはこう」と読みます。

間欠性跛行とは、少し歩くと足が痛くなったりしびれたりして歩けなくなり、少し休むとまた歩けるようになる状態のことです。

「間欠性」というのは、「出たり、出なかったり」という意味を示す医学用語です。

間欠性跛行の主な原因は、動脈硬化によって血管に十分な血液を送ることができなくなって起こる「閉塞性動脈硬化症」と、脊柱管（背骨に囲まれた管状の空間）内の神経圧迫

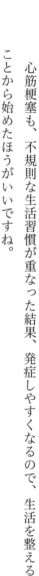

による「腰部脊柱管狭窄症」があり、ごくまれに両者を合併している場合も考えられます。

閉塞性動脈硬化症が悪化すると、足を切断する確率が上がる

腰部脊柱管狭窄症は、血管とは関係のないものです。

お尻の部分から足全体に、左右両側に症状が多くあらわれる傾向があり、前屈することで改善したり、立っているだけで症状が出現したりするケースも多く見られます。腰部脊柱管狭窄症が進行すると、足の筋力の低下、尿の出への影響、尿漏れ、といった症状があらわれます。


一方で閉塞性動脈硬化症は、血管の病気です。

ふくらはぎよりも下、左右どちらかに、しびれといった症状があらわれることが多く、足を冷たく感じたり、歩いたときにだけ症状が起きたりすることも多いのです。

また閉塞性動脈硬化症は、糖尿病・脂質異常症・高血圧・喫煙といった動脈硬化の危険因子を持つ人に起きる病気で、ほかの血管の病も併せて発症する場合があるので、注意が必要です。

Fontaine 分類	
I 度	無症状または冷感、しびれ感
II 度	間欠性跛行
III 度	安静時痛
IV 度	潰瘍・壊死

以前にお話しした「TASCII」で有名な「Fontaine分類」のI、II度が間欠性《かんけつせい》跛《は》行《こう》肢《し》、III、IV度が重症虚血肢といいます。

I、II度であれば、切断が必要になる可能性は5年後で5%程度ですが、III、IV度になると約6カ月後には40%近い人が足を切断するほどリスクが高いものなのです。

足を切断することの怖さを知り、症状がある場合には早めの検査を

閉塞性動脈硬化症による間欠性跛行は、女性より男性のほうが多く発症する病です。

閉塞性動脈硬化症は足の血管の病気であり、すでにお話しした通りこの病気を発症する要因は一番が糖尿病、二番がタバコです。このリスクは女性よりも男性のほうが大きいので、必然的に男性のほうが多く発症しています。

これまでにもお話しした通り、たかが足、されど足です。

足を切ったとしても、とりあえずは生きていけます。

ただ、足を切って歩けなくなった場合、生活レベルが下がり、肺炎といった病気にかかりやすくなってしまうのが問題です。外に出なくなることで、孤独を感じやすくもなるので、複数の影響が出てしまい、本当に予後が悪いのです。

病気は通常であれば、「5年生存率○パーセント」という表現をするのですが、足を切断した人には、じつは『1年』生存率」と表現します。

これはつまり、5年後にはほとんどの人がいなくなってしまうということです。

怖いと思いませんか？　足を切断するのは、それくらいのことなのです。

もし間欠性跛行の症状が出ている場合、閉塞性動脈硬化症によるものかを確認するために、早めに病院で検査を受けるようにしてくださいね。

第2章

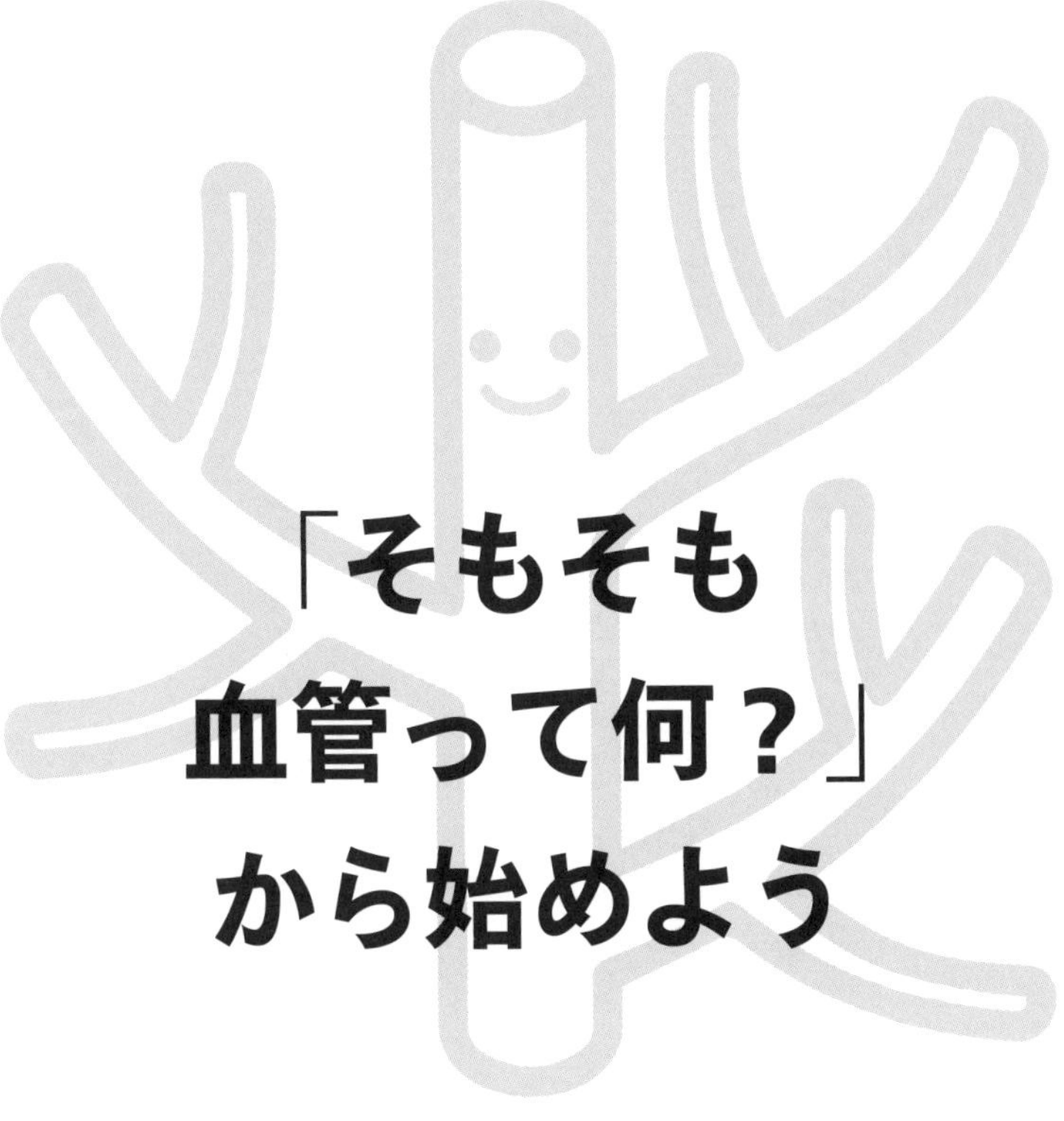

「そもそも血管って何？」から始めよう

血管とは「全身に血液をめぐらせるための管」

成人の血管の長さは地球2周半分、面積はテニスコート30面分

本書は血管をテーマにした本ですが、そもそも人間の身体はどのような血管で構成されているかご存じですか？

本章では、人間の身体を構成する血管について、ぜひ知っておいていただきたいことを解説します。

血管は、大きく動脈と静脈、そして毛細血管に分類されます。血管のなかを通る血液が、身体の各部位に酸素や栄養を運ぶことで、人間は生命を維持できているのです。

成人ひとりの血管の全長は、なんと10万㎞で、地球の2周半分に相当します。

また、血管は内皮細胞という細胞で構成されているのですが、その面積は7000㎡、テニスコート30面分相当に及びます。

これだけの長さと面積の血管がわたしたちの体内にあるなんて、驚きませんか？

動脈、静脈、毛細血管の「つくり」を知ろう

代表的な血管といえば、まずは動脈です。

動脈は、主に心臓から送り出された、酸素や栄養分を豊富に含んだ血液を身体の隅々にまで行き届かせる役割を果たしています。

「内膜」「中膜」「外膜」の3層構造となっていて、内膜の表面には血管内皮細胞という扁平で薄い細胞が並び、血液の流れと接しています。

中膜は平滑筋という筋肉でできていますが、その筋肉を伸縮することによって血圧を調整し、心臓から送り出された血液を全身に循環させているのです。

「動脈硬化」という言葉があるように、大きな血管の事故につながるのが動脈の老化です。この動脈硬化の誘因となるのが、内皮細胞の機能低下とされています。

次は静脈です。静脈も、動脈と同じ3層構造になっていますが、全身に血液を送り出す動脈と異なり、静脈には強い圧がかからないので、中膜部分が薄くなっていて、楕円形の管のような形をしています。動脈と違って中膜が薄いために、周囲の筋肉が収縮することで、末端の血液を循環させているのです。

動脈との大きな違いは、血液の逆流を防ぐための半月状の静脈弁があることです。この弁が機能不全になると、下半身に逆流して溜まる血液が増えて、「むくみ」を引き起こします。それがひどくなれば、静脈瘤となったり、一般的にエコノミークラス症候群と呼ばれる「深部静脈血栓症」の原因にもなるのです。

毛細血管は、動脈と静脈をつなぐ血管です。

動脈や静脈と異なり、内皮細胞のみの単層構造で、平滑筋はなく、伸縮しません。表面を薄い膜が覆っており、この膜を通して血液と身体の細胞との間で酸素や二酸化炭素、栄養、老廃物の交換を行います。

先ほど血管の全長が10万㎞という話をしましたが、90％はこの毛細血管です。

動脈、静脈、毛細血管の概略について、理解できたでしょうか。

これだけは押さえたい「血液の働き」

血液の循環に必要なのは、血管のしなやかさ

血管は、心臓から送り出された血液を通すための管であり、血液は、酸素や栄養素を身体全体に運んで二酸化炭素や老廃物を回収する役割を担っています。

心臓から出ている血管は、直径が30㎜もある大動脈です。

血管は身体の端に行くにつれて細くなっていき、やがて毛細血管に達します。血管は枝分かれするたびに細くなるので、毛細血管は、なんと髪の毛の10分の1程度の細さしかありません。この毛細血管を通じて、人間の身体に60兆個あるという細胞へ、酸素と栄養を運んでいるのです。

血液が体内をめぐりながら、腎臓で老廃物の一部を濾過し、肝臓で解毒をして有害物質を取り除き、そして再び心臓へと戻ってきます。

血液が心臓を出てから心臓に戻るまでを「体循環」と呼び、60秒で1回転します。

心臓に戻った血液は、今度は肺に送り込まれ、酸素を取り込んでからまた心臓に戻ってきます。これを「肺循環」と呼び、めぐる時間は4～5秒程度と言われています。

血液が全身をめぐるこの体循環、肺循環という営みは、生まれてから命が尽きるまで、起きている間も寝ている間も、途切れることなく行われる活動です。

ただ、血液を運ぶ血管も、歳を重ねるごとに、しなやかさを失ってしまいます。

血管にしなやかさ、収縮のしやすさがなくなると、心臓から送り出される圧力の高い血液を、うまく手足に送り届けることができなくなります。とくに酸素や栄養素を運んでいる動脈が老化によってしなやかさを失うと、心筋梗塞や脳梗塞といった、命にかかわる重症度の高い病気を引き起こすリスクが高くなってしまうのです。

このように血管がしなやかさを失った状態が、動脈硬化と呼ばれるものです。

血液を運ぶ役割を果たしている血管の大切さと、血管がしなやかさを失うことがいかに危険であるかということを、ぜひ知っておいてください。

いまさら聞けない「血圧」について

血圧とは、血液が血管の内壁を押す力のこと

「高血圧はよくない」ということは、本書に限らず世間一般でもいわれていることですね。ここでは、そもそも血圧とは何か、高血圧にはどのような種類があるか、といったことについて解説します。

血圧とは、心臓がポンプとなって送り出した血液が、動脈の内壁を押す力のことです。血圧は身体のすべての血管にあるものですが、通常は動脈、とくに上腕動脈の圧力を意味します。上腕動脈は、血圧を測る際にベルトを巻く部位付近にある動脈のことです。

血圧は、腎臓や神経系、内分泌系、血管内皮からの物質といった多くの因子によって調整され、大きく乱れないようになっています。

また、血圧の高さは、心臓が血液を押し出す力と血管の拡張度合いで決まるのですが、そこには血管の弾力性も関係しています。

血圧の高低は常に変動しており、通常は朝の目覚めとともに上昇し、日中は高く、夜間・睡眠中は低くなるのが一般的です。

ちなみに、冬は寒さのため、夏よりも高くなる傾向もあります。

高血圧の弊害は、動脈を痛め、心臓に負担をかけること

心臓は、収縮と拡張を繰り返しながら血液を送り出しているので、動脈のなかの血圧は、心臓の収縮と拡張に応じて上がったり下がったりします。

心臓の収縮によって、動脈の血圧が最高の数値に達したときの値が「最高血圧」（または収縮期血圧）、心臓の拡張により最低に達したときの値が「最低血圧」（または拡張期血圧）です。

高血圧症は、繰り返し測っても血圧が正常より高い場合の症状を指し、最高血圧が140㎜Hg以上、あるいは最低血圧が90㎜Hg以上であれば、高血圧と診断されます。

高血圧症が人体に及ぼす問題は、２つあります。

ひとつは、血圧が高くなることで動脈に刺激がかかり、血管が痛みやすくなること。

もうひとつは、血液を強い圧力で送り続けることで、とくに心臓に大きな負担がかかることです。このように、高血圧は血管や心臓に障害をもたらす分、予防・解消したほうがいいのです。

高血圧症の原因は、生活習慣病といわれるものが90％を占める

高血圧症には、２つの種類があります。

1　本態性高血圧症

本態性高血圧症は原因のわからないものを指しており、日本人の高血圧症の約90％がこれに該当します。遺伝的な因子や生活習慣などが関係しているため、生活習慣病ともいわれています。


本態性高血圧症の原因には、どんなものがあると思いますか？

考えられるのは、次のことです。

・過剰な塩分摂取
・肥満
・過剰飲酒
・精神的ストレス
・自律神経の調節異常
・運動不足
・野菜や果物（カリウムなどのミネラル）の不足
・喫煙

2　二次性高血圧症

身体のなかに、はっきりとした血圧上昇の原因となる病気がある場合には、二次性高血圧症と呼びます。

高血圧症には、腎動脈狭窄（腎臓に酸素や栄養を送る血管である腎動脈が細くなる病気）、原発性アルドステロン症（アルドステロンというホルモンが過剰に分泌される病気）、褐色細胞腫（副腎という臓器にできる腫瘍）などの、手術によって高血圧の治療が期待できる病も含まれます。

二次性高血圧症の場合、原因となるものを改善することで、血圧を良好に維持することができるようになるのです。

高血圧に抗することができる物質とは？

血圧が上がる原因のひとつに、塩分の過剰摂取もあるのですが、加齢で血管が硬くなることによっても、血圧は上昇します。

「年齢＋80」が、年齢に見合った血圧の目安です。

血管が加齢によってしなやかさを失っていくことは、血圧が高くなる大きな原因のひとつですが、それに抗することができる物質がNO（一酸化窒素）です。

NOは血管内皮から分泌される血管拡張作用のある物質であり、血圧をしなやかにする効果があるとされています。

NOは、1998年にノーベル医学・生理学賞を受賞した研究テーマのひとつで、血管を広げたり守ったりしてくれる物質ということがわかって以来、各所でさらなる探求が進んでいます。

血圧の改善には、体内にNOを出すことが有効です。
とくに大切なのは、運動と食事ですが、ほかにもポイントがたくさん登場するので、NO（一酸化窒素）という言葉を覚えておいてくださいね。

なぜふくらはぎは〝第二の心臓〟と呼ばれるのか？

ふくらはぎを動かせば、血流や血管を良好な状態にできる

ふくらはぎは、脚の血液を循環させて心臓に戻す「ポンプ」のような役割があるために、「第二の心臓」といわれています。心臓から一番遠く離れたつま先まで送られた血液を送り返す役目を果たしているのが、ふくらはぎなのです。

とくに脚の血液は、ふくらはぎを中心とした筋肉の収縮によって、静脈を通って心臓へと押し上げられます。つまり、太ももやふくらはぎを動かすことで、下半身の血液量が増

えるのです。それだけでなく、抗老化物質であるＮＯ（一酸化窒素）の分泌も促されます。

運動をすることで、血管をしなやかにしてくれるＮＯの分泌が促されるのですが、有酸素運動だけではなく、筋力トレーニングも重要です。ただし、筋トレといっても全身の筋肉を徹底的に鍛える必要はなく、重要な筋肉をしっかり鍛えれば十分でしょう。たとえば、立ち止まったときにかかとを上げてつま先立ちをすると、ふくらはぎの筋肉を使うことになります。

また、床が平らで机などのつかまるところがある安全な場所で、

1　膝を曲げずにかかとを上げてつま先立ちになる
2　かかとを下ろしたらつま先を上げる
3　つま先を下ろしたら、またかかとを上げる

という動きを繰り返すことは、デスクワーク中心の仕事をしている人にとって最適な運動方法です。

じつは貧乏ゆすりも、ふくらはぎを動かすので運動としてはよく、ＮＯを増やせるメリットがあります。

ふくらはぎを動かすことが身体の血流をよくすること、運動がＮＯの分泌を促して血管をしなやかにする効果があることを、ぜひ知っておきましょう。

血管を元気に維持する鍵を握る細胞とは？

血管の内皮細胞は、NOをつくり出す役割をしている

本章の冒頭でお話しした通り、血管は「内膜」「中膜」「外膜」の3層構造になっていて、その一番内側を構成しているのが血管内皮細胞です。

この内皮細胞は、血管を元気に維持する働きをするNO（一酸化窒素）をつくり出すという非常に重要な役割を果たします。

NOは血管をしなやかに広げる働きをしてくれます。血管が広がれば血圧が下がり、血管の負担が減ることになるわけです。

また、NOには血液を固まりにくくする作用があり、血栓が引き金となる血管病を起こさないような働きをしてくれます。

血管を元気に維持するためには、NOをつくり出す存在である「内皮細胞」が重要だということを知っておいてください。

血管をしなやかにするには、「食事と運動」でＮＯの産出を助けること

ＮＯがもたらす５つの作用は、次のとおりです。

ＮＯの作用

1　血管を広げる
2　血栓をつくりにくくして、血液をサラサラにする
3　血管の炎症を抑える
4　抗酸化作用がある
5　血管のプラークと呼ばれるコレステロールの塊をつくらせない

体内にＮＯを増やすには、食事と運動がポイントです。
運動については前項でお話ししたので、ここでは食事について解説します。
基本はタンパク質と抗酸化物質が豊富な食事を摂りましょう。
それが、体内のＮＯ産出を助けることになります。

NOは、L—アルギニンというアミノ酸からつくられ、同じくアミノ酸のL—シトルリンも密接に関連していることがわかっています。

アミノ酸は、タンパク質の構成要素ですから、タンパク質が豊富な食品をとることが重要なのです。L—アルギニンが含有される食品として、赤肉、魚、鶏肉、豆、大豆、ナッツがあげられます。

また、抗酸化物質はNOを保護することもわかっています。

抗酸化作用をもたらす栄養素は、ビタミンA、ビタミンC、ビタミンE、ポリフェノールなどで、タンパク質が豊富な食品と同様に、意識して摂るといいでしょう。

血管をしなやかに保つには、やはり「食事と運動」という基本に立ち返ることをおすすめします。

第3章

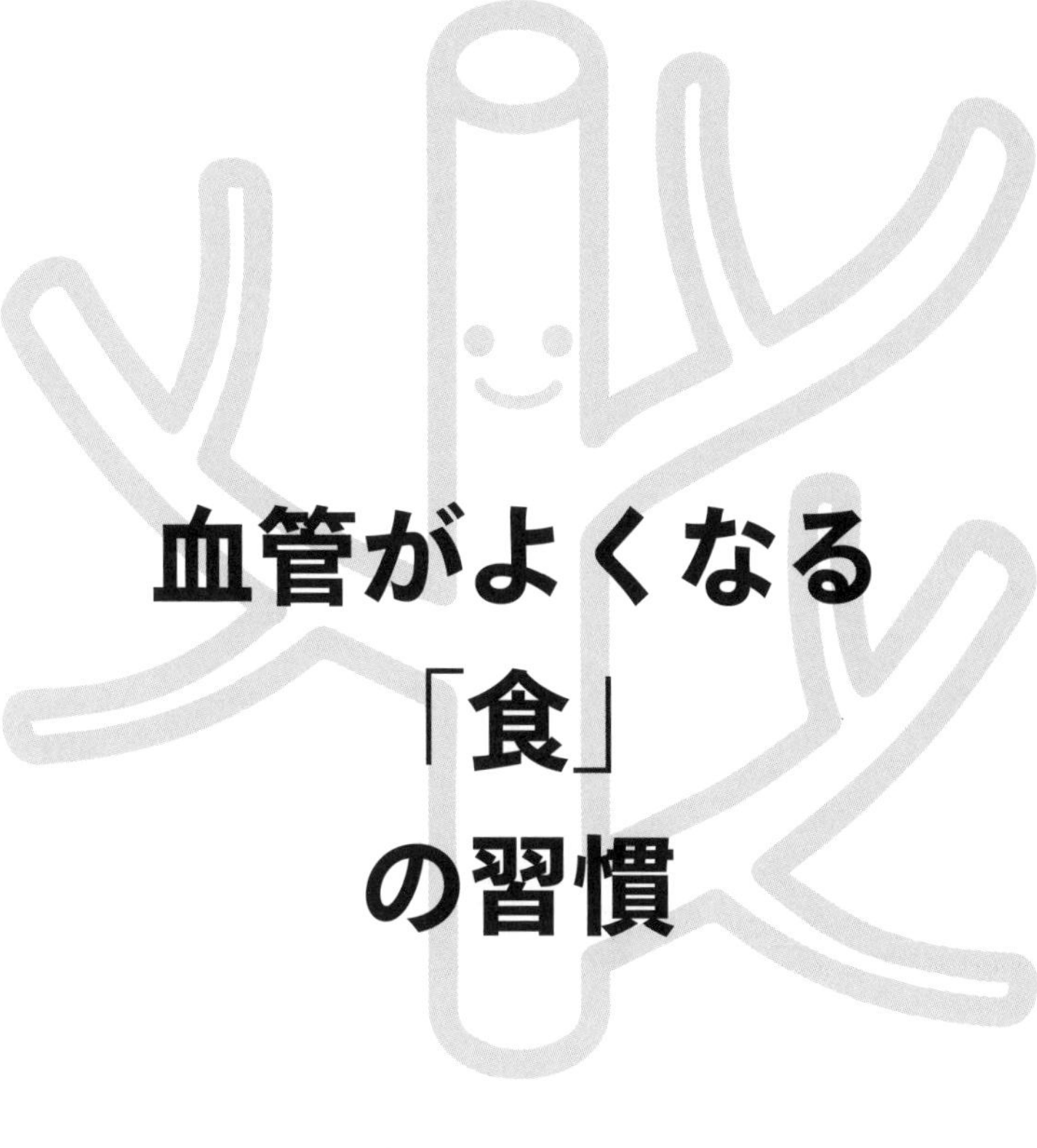

血管がよくなる「食」の習慣

糖質や脂質の摂りすぎは、血液をドロドロにする

血糖値は血液中の砂糖の量。多くなれば、ドロドロになってしまう

血糖値や悪玉であるＬＤＬコレステロールが高いと、血液がドロドロになってしまいます。なぜそのような状態になってしまうのか、そのメカニズムを解説します。

まずは血糖値です。血糖値の正常値は、１００㎎／dl程度とされています。

そもそも血糖値というのは、血液のなかにある「砂糖」の量のことであり、血糖値が４００〜５００㎎／dlになるということは、血液のなかに含まれる砂糖が正常値の４〜５倍になったことを意味します。

砂糖が多いということは、ドロドロしているのと同じ状態です。

血糖値が４００〜５００㎎／dlという異常値になると、喉が乾くのですが、これは高血糖で命が危うくなるリスクを回避するため、水分を摂って血液のドロドロを薄めようとす

る生理反応によるものです。

ところが、多くの人はそういったときにジュースのような糖分を大量に含んだ飲み物を摂ってしまいがちなため、さらに高血糖化が進み、身体の不調を訴え、受診に至るケースが多いのです。

血液中にＬＤＬコレステロールが増えると、心臓や脳の病気につながる可能性も

次に、ＬＤＬコレステロールについて解説しましょう。

血液中にＬＤＬコレステロールが増えすぎた状態が続くと、活性酸素などの影響を受けて酸化ＬＤＬといわれるものになり、血管内皮細胞を傷つけてしまいます。すると、その隙間からＬＤＬコレステロールが入り込み、酸化して溜まっていきます。

一方で、わたしたちの身体にはこのような異物を排除しようとする「掃除屋」（マクロファージ）が存在しています。異物を取り込んだマクロファージは、サイトカイン（細胞から放出されるたんぱく質の総称）を出し、炎症反応を起こすわけですが、その結果、動脈にコブ（プラーク）ができて、ニキビのように破れてしまいます。

そのときに血栓（血液のかたまり）ができると、動脈が完全に詰まる原因になってしまうのです。この症状が、心臓の筋肉に血液を送る血管の「冠動脈」で起こると、狭心症や心筋梗塞、「脳動脈」で起こると脳梗塞といった病気となってあらわれます。

血管によくない食事、血管に限らず身体によくない食事についてはこのあとで詳しくお話ししますが、まずは糖質や脂質の摂りすぎは血液をドロドロにするという事実を知っておいてくださいね。

血管にいい食品＝加工されていない食品

健康にいいといわれる食事は、魚を中心とした地中海食

現代は、いわゆる「加工食品」が巷にあふれています。

加工食品はとても多岐にわたるのですが、ひと言でいえば「食品になんらかの加工を施したもの」です。

加工商品は、残念ながら血管にいいものとはいえません。

やはり、玄米をはじめとした精製されていない穀物を中心とした日本食が、血管をよくする働きをしてくれるのです。

ほかにおすすめの食材は、魚や野菜、ナッツ、良質の油、茶色い炭水化物です。

日本食は健康にいいといわれますが、白いご飯を摂りすぎると、炭水化物を過剰に摂取することになります。研究として健康にいいというデータが出ている食事は、オリーブオイル、ナッツ、魚を中心とした食事である地中海食です。

主食は、肉よりも魚のほうがいい

魚は、良質な動物性タンパク質が含まれていながらも、低カロリーの食材です。

ビタミンや必須ミネラルといった栄養素も豊富で、ＤＨＡやＥＰＡ、α―リノレン酸といったものに代表されるオメガ３系不飽和脂肪酸も多く含まれています。

日本人で魚を週に８回食べる人は、１回しか食べない人と比較して心筋梗塞を発症する

■ 魚摂取量と虚血性心疾患

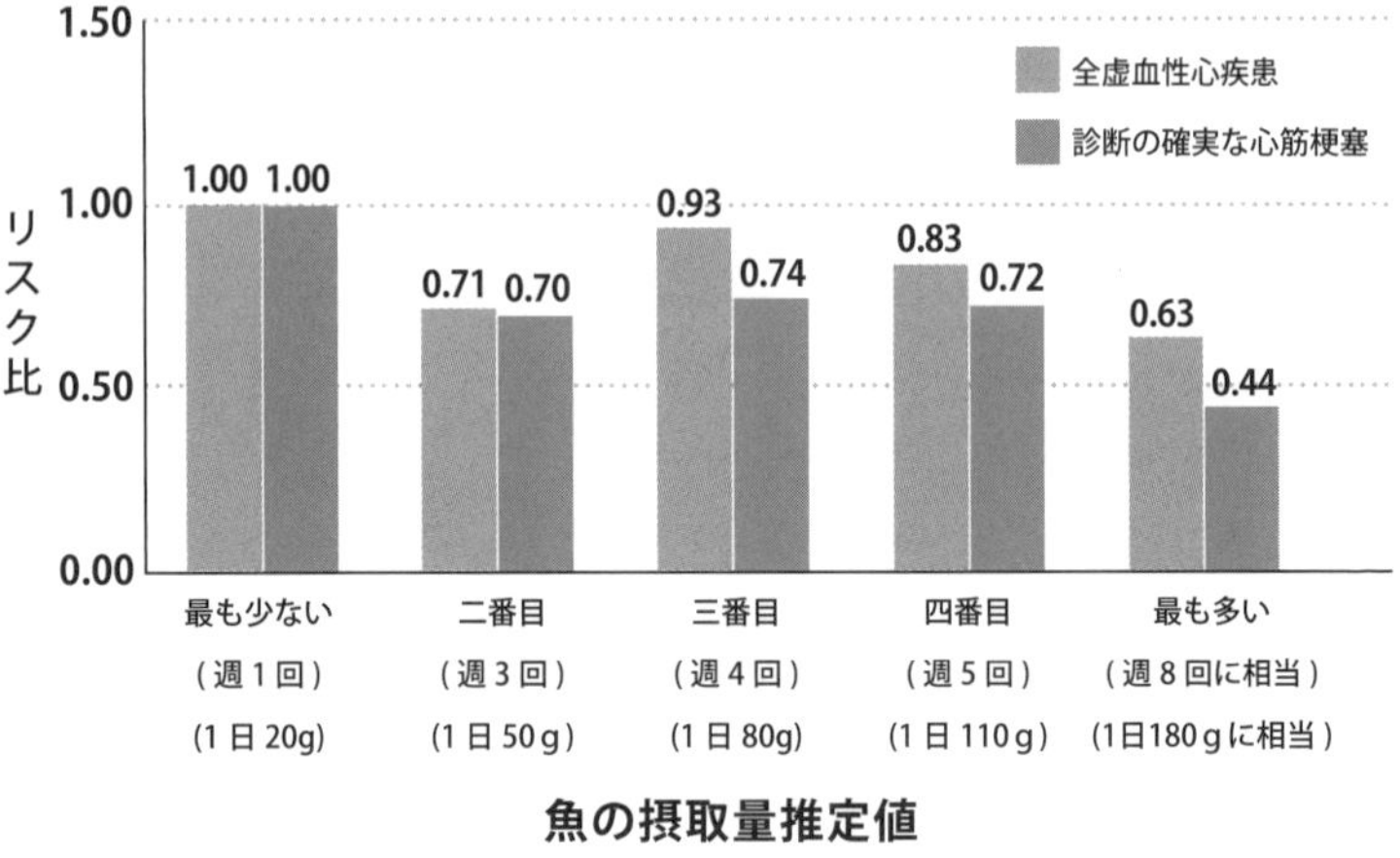

n-3系多価不脂肪酸摂取量が多いグループで虚血性心疾患のリスクが低下

リスクが約6割低いというデータがあるのです。

できれば、DHAやEPAが含まれる魚を毎日食べるよう心がけるのがいいでしょう。とくに、青魚にはDHAやEPAが多く含まれているので、おすすめです。

わたしも、よくイワシやサンマを食べるようにしています。子持ちシシャモもいいでしょう。

食物連鎖の影響で、大きな魚になると重金属を多く含んでいるため、小さめの魚を食べたほうがいいという意見もありますが、はっきりとしたエビデンスまではないので、あまり気にする必要はないでしょう。

肉と魚のどちらを主食にしたほうがいいか、よく質問を受けますが、総合的に見て、わたしは魚のほうがいいと考えています。

野菜や果物、ナッツ、肉の摂り方について

野菜や果物が血管にいいというのは、いうまでもないことです。

ただし、野菜ジュースや果物ジュースのような加工飲料は、製造過程で食物繊維をはじめとした重要な栄養素が失われたり、砂糖や人工甘味料、塩分が加えられたりしていることがほとんどなので、できるだけ未加工の状態で食べるのがおすすめです。

ナッツは、地中海食の中心のひとつです。

魚を中心とした地中海食に、オリーブオイルやナッツを加えれば、脳卒中や心筋梗塞で死亡する率を30％近く減らすことができたという研究結果もあります。

なお、「茶色い炭水化物」については、追って血管がよくなる炭水化物の選び方を解説しますね。


ところで、果物には「果糖」が含まれているので、血糖値を上げる要因にはなります。たしかに血糖値という点では問題はあるのですが、果物そのものは健康にいいとされています。

「血糖値」だけに注目して、これは健康にいい・悪いと判断してしまわないようにしてください。

血糖値だけに視点を当てたほうがわかりやすく、一般の興味をそそるのかもしれませんが、マーケティングとして使われている部分も多いにあるのではないかと感じてしまいます。

肉好きな人のために説明をしておくと、やはりおすすめは鶏肉です。牛肉は、赤身肉をたまに食べる程度にしておきましょう。豚肉は、その中間くらいのイメージです。

健康にいい食材とは？

健康にいい食材の主要なものを紹介しておくので、ぜひ参考にしてください。

1　基本：野菜・果物類、穀物、種子類、豆類などの植物性食品

2　オイル類：オリーブオイル

3　動物性食品：魚、乳製品

4　肉：鶏、赤身肉（赤身肉は、たまに食べる程度）
5　アルコール：赤ワイン（少量を、嗜む程度）
6　食べない：砂糖、精製された穀物や油類、加工食品（肉）、甘いドリンクやお菓子

乳製品の場合、ヨーグルトが身体にいいといわれてはいますが、おいしく食べられるように砂糖がかなり入っているので、気をつけましょう。

わたしがヨーグルトを食べるときには、砂糖が入っていないものを選び、まったく加工されていないブルーベリーなどのソース（普段冷凍していて、食べるときに解凍）をつけるようにしています。

いつの間にか、余計な成分を摂取しないように、普段の食材選びにはこだわりたいですね。

血管に悪いのはこんな食品

加工肉・赤い肉・焦げたもの・ポテトチップス、白い炭水化物に注意

ハムやソーセージ、ベーコンといった加工肉には発がん性があり、タバコやアスベスト、紫外線などと同じレベルで人体におすすめできないものです。

2015年10月には世界保健機関（WHO）の国際がん研究機関（IARC）が、「ハムやソーセージ、ベーコンなどの加工肉を1日50g（ホットドッグ1本相当）食べると、大腸がんになるリスクが18％高まる」と発表しました。

加工肉は、お弁当や朝食で食卓にのぼることが多いのではないかと思いますが、摂りすぎに気をつけてください。加工肉には、腐るのを防ぐために亜硝酸塩や硝酸塩が使用されることが多いのですが、食品添加物のひとつであるこの亜硝酸ナトリウムが問題といえます。

亜硝酸ナトリウムは、豚肉をハムにするときに変色を予防するためのもので、使用することで発がん性物質に変化するといわれているのです。

また、焼肉のような直火で調理したものに発生する「焦げ」には、発がん性物質が多く含まれているので、避けたほうがいいでしょう。焦げたものにくっつく酸化物質も、血管の状態を悪くしてしまいます。

がんと動脈硬化に起因するものなので、食べ物を焦がすのは、避けるべきです。

また、ポテトチップスやフライドポテトも、要注意食品です。

ポテトを高温の油で加熱した食品の内部には、アクリルアミドという有毒な化合物ができるのですが、発がん性を指摘されています。

ポテトチップスはまさに「悪魔の食べ物」なのです。

オーブンで焼いたもの、１２０℃の油で揚げたようなものは、食べすぎを避けるべきでしょう。

なお、白い炭水化物や飽和脂肪酸については、別の項で詳しく説明しますね。

味のついた飲み物は糖質を大量に含んでいる

血液をドロドロにする糖質を含む食品についても、触れておきましょう。

糖質の代表選手は、なんといっても清涼飲料水です。

わたしたち専門医が日頃から大切にしている「血糖コントロール」ですが、ジュースを飲む人をコントロールするのは、とても難しいのです。

注射や飲み薬で下げることに注力しても、ジュース類は血糖値を上げる要素が非常に強く、中毒性も高いので、薬や注射を使ってもなかなかコントロールできません。

ちなみに、コーヒーや紅茶に含まれるカフェインは、血糖値には関係しません。

ただ、砂糖が入っているものは、ジュースと同じと考えましょう。

そう考えると、安全に飲めるのは、お水とお茶、ブラックコーヒー、麦茶ということになるでしょう。

患者さんに説明する際には、「おいしいものや香りのついている飲み物には基本的にお砂糖が入っているので気をつけてくださいね」とお伝えしています。

乳酸菌飲料も、大腸菌に注目して身体にいいことをアピールしていますが、じつは大量の砂糖が含まれています。腸内細菌にいいというメリットを強調する宣伝をしていても、裏側には砂糖が隠れているため、メリットをはるかに超えるデメリットがあるのです。隠された落とし穴にはまらないでほしいものです。

栄養ドリンクも、おすすめしません。

そもそも血糖値を上げることで気分爽快にする作用があるため、飲むと元気になったような気にはなるのですが、その効果は持続せず、そのあと急降下するので逆効果な面があることは知っておきましょう。

お菓子や菓子パン、ケーキも健康をはばむ

清涼飲料水以外のものでは、とくにスナック類といったお菓子には気をつけたほうがいいでしょう。菓子パンやケーキも同様です。

よく、コンビニエンスストアで菓子パンと清涼飲料水を買うこともあると思いますが、このセットは血糖値が跳ね上がります。

もっとも、わたしもまったく摂らないわけではありません。

ただ、菓子パンと清涼飲料水のセットでは絶対に買わないようにしています。

組み合わせや頻度に気をつけたいところですね。

パンについては、米粉のものを選ぶ人もいますが、血糖値の上昇という点では小麦と変わらないと考えたほうがいいでしょう。ただ、全粒粉パンであれば、血糖値が上がるものの、穀物のまわりにあるミネラルやビタミンまで身体に入ってくるので、身体に悪いことばかりではありません。

パンなら全粒粉のものをおすすめします。

大切なのは、適切な量を摂ること

大切なのは、適切な量を摂ることです。

「これがいい」と言われればたくさん摂取し、「これはダメ」と言われればまったく摂らないというのも問題です。極端な生活習慣は、短期的には続くのですが、基本的には絶対に長続きしないからです。

わたしもよく、絶対にお菓子を食べないのかと尋ねられますが、食べることはありますし、街のコーヒーショップにも普通に訪れます。ただ、通う頻度や選ぶメニュー、量を意識してコントロールするようにしているのです。

わたし自身は、ジュースや菓子パン、お菓子を、週に1～2回、少し疲れたときに食べるという程度にとどめています。

身体に無理のないように、適度に楽しみも感じられるように、食べ物を取り入れていきたいですね。

健康によくない食品を挙げておきます。

食品を購入する際の参考にしてください。

［健康によくない食品］

1　砂糖菓子：お菓子、アイスクリーム、クッキー、チョコレート

2　清涼飲料水：フルーツジュース、炭酸飲料、甘みのある飲料水（砂糖入りのコーヒー・紅茶、乳酸菌飲料、栄養ドリンク）

3　人工甘味料：アスパルテーム、アセスルファムK（カリウム）、スクラロース、ネオテーム、アドバンテーム

4　精製穀物：白パン、白米、パスタ、菓子パン、パンケーキ

5　トランス脂肪酸：マーガリン、ショートニング、加工食品、揚げ物、ポテトチップス

6　精製油：キャノーラ油、サラダ油、コンビニエンスストアのフライヤー商品

7　加工品

加工肉は大腸がん、脳卒中、死亡率のリスクを高める怖い食べ物

加工肉の摂りすぎは生活習慣病による死亡率を高める

先述しましたが、加工肉の摂取量が多い人ほど、死亡率、脳卒中や心筋梗塞といった動脈硬化による死亡率、がんによる死亡率が、いずれも高くなっています。

加工肉の摂取量が1日あたり50g増えるごとに、脳卒中を起こすリスクが13%増えるという研究結果が出ています。

この加工肉のリスクは、本当に強調したいところです。

たしかに調理も簡単で、手軽で、色も鮮やかですから、つい食べたい気持ちになってしまいますが、身体にいいことは何もありません。

加工肉は、余った肉をくっつけて、ソーセージのようなものにしたものです。たとえば、信頼できるお肉屋さんがつくった、何の混じり気もない、無添加なものであれば差し支え

ないのですが、多くの加工肉は、そうではありません。

ハムやソーセージだけでなく、洋食屋さんで出されているハンバーグにも注意が必要です。基本的に牛肉が中心ですし、そもそもミンチにはどのようなお肉の切れ端が混ざっているかわかりません。

わたしも、基本的に成分がよくわからないハンバーグを食べないようにしています。

添加物はできる限り摂らない

添加物についても、しっかり考えたほうがいいでしょう。

添加物は、がん化のリスクが大きいとよくいわれています。

日本は添加物の基準が非常に甘く、多くの種類の添加物が入っているとよくいわれています。わたしたちとしては、「添加物は身体に悪影響があるはず」と考えたうえで、選ぶべきではないでしょうか。

血管がよくなる炭水化物の選び方

精製された炭水化物（白米、小麦粉）には要注意

ここでは、炭水化物を主成分とする食品についてお話しします。

白米やうどん、パスタ、パンのように、ぬかや胚芽などを取り除いて精製された食材は、血糖値を上げて、糖尿病や脳卒中、心筋梗塞といった動脈硬化による病気を引き起こすリスクを高める可能性があります。

実際に、日本人の場合、白米の摂取量が多ければ多いほど、糖尿病になる可能性が高いというデータが出ています。とくに女性は、その傾向が顕著です。

１日に３杯の白米を摂るグループでは、摂取量がもっとも少ないグループに比べて、１・48倍に、１日４杯以上摂るグループでは１・65倍に、それぞれ糖尿病のリスクが上昇しています。

とくに、家族に糖尿病の人がいる場合には、より罹患しやすくなるので、精製された炭

■米飯摂取と糖尿病発症のリスク

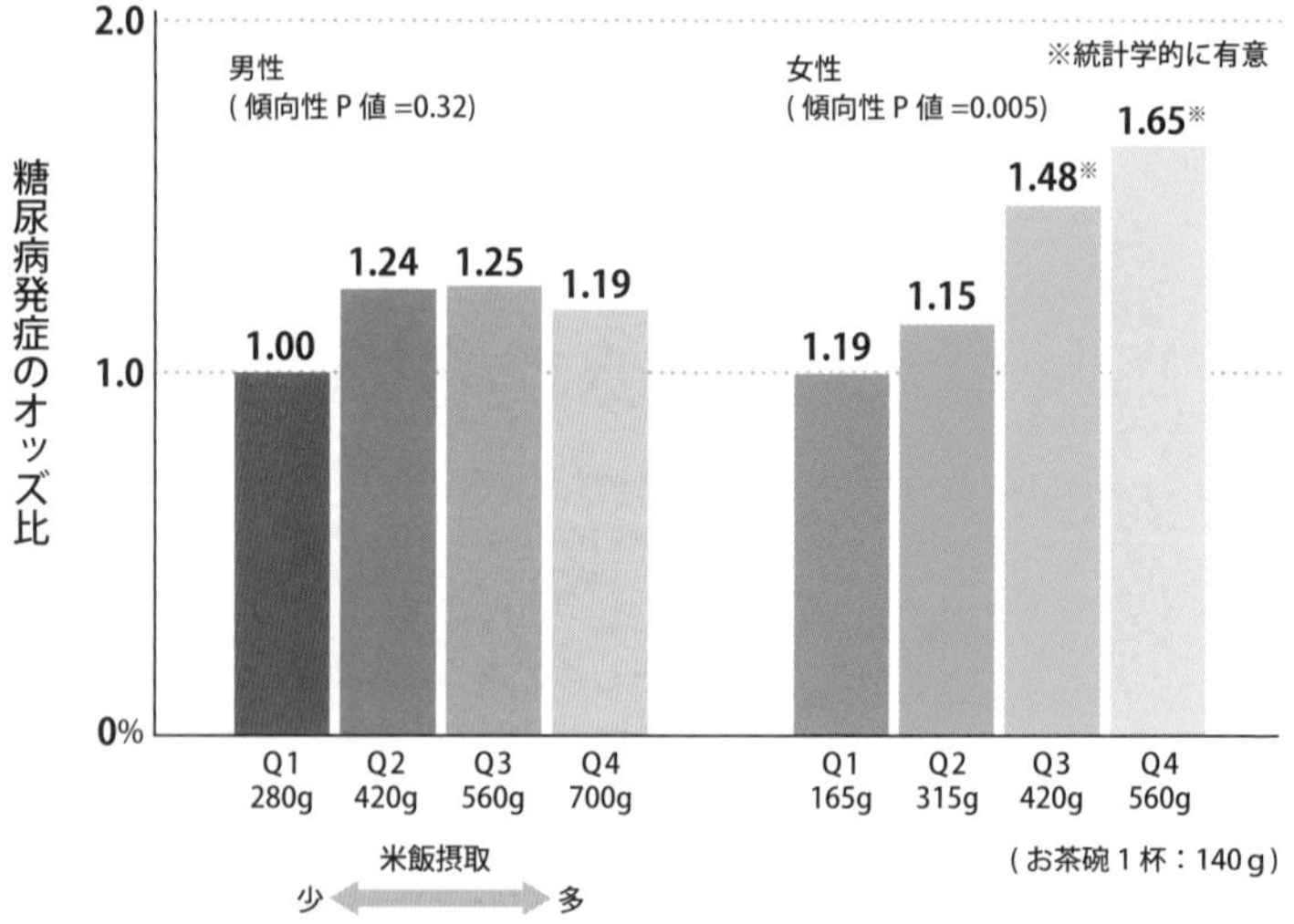

水化物の摂取は、できる限り減らしましょう。

白米に関しては、食べる量に比例して数値が上がるので、減らすに越したことはありません。ただ、白米を減らしたとしても、減らした分だけほかの炭水化物やタンパク質で補っていると、今度はそちらが影響を及ぼしてしまうことになります。

「じゃあ、どうすればいいの?」

と迷ってしまうかもしれませんね。

正解は、適度な量を目指すことです。

国が示している全体の食事のカロリーのうち、炭水化物の割合を5〜6割程度にとどめましょう。食事の半分を炭水化物で摂ると意識すれば、それほど悪い影響にはならないはずです。

精製されていない炭水化物（玄米、全粒粉、蕎麦）は健康にいい

玄米や全粒粉、雑穀、そば粉、大麦、ライ麦といった精製されていない炭水化物は、見た目が美しくないかもしれません。

でも、精製されていない炭水化物は、精製されたものと比べて健康にいい影響を与えるという研究結果がたくさん出ています。ビタミンやミネラル、食物繊維が残っているので、これらの成分によって血糖値の上昇がゆるやかになり、インスリンの分泌が低下して、血管保護に働くためと考えられています。実際に、心筋梗塞や脳卒中といった動脈硬化によって起こる病気のリスクが軽減されているというデータが出ています。

昨今は全粒粉やそば粉の健康食品が流行っていますが、一部にしか使われていない商品もよく目にします。全粒粉使用をうたっているものでも、どの程度使われているのか、蕎麦にしても十割蕎麦であるかどうかを確認してください。

商品を見る力をつけることも必要ですね。

また、精製されていない炭水化物であっても、血糖値が上がりにくいからといって摂りすぎてはいけません。ほどほどを心がけましょう。

白米を玄米に変えると血糖値が下がり、血管内皮の状態も改善する

玄米は、稲の実からもみ殻だけを取り除き、ぬかや胚芽をそのまま残したものを指します。一方で白米は、稲の実からもみ殻やぬか、胚芽を取り除いたものです。

そのため、玄米には、白米にはないぬかや胚芽といった栄養素が豊富なほか、ビタミンB群、カルシウムやマグネシウムといったミネラル、食物繊維、タンパク質も多く含まれています。加えて、玄米は、白米に比べて、血糖値の上昇がゆるやかで、血管内皮細胞の状態が改善することも報告されているのです。

もちろん、玄米でも血糖値は上がりますが、玄米に含まれるミネラルやビタミン、食物繊維の存在を考えれば、白米よりも大きなメリットがあるので、どちらがいいかと聞かれれば、やはり玄米に軍配が上がります。

すべてを玄米にするよりも、少量でも長続きするほうがいい

「十六穀米はどうなのか」という質問をいただくことがありますが、わたしはおすすめし

ています。麦もいいですね。

また、「玄米だけではおいしくないから、半分ほどを玄米にしたいのですが」という相談を受けることもありますが、これも、しないよりは心がけたほうがいいでしょう。

玄米だけをずっと食べようと思うと、食費がかさむほか、おいしさの面からも物足りなく感じることが多く、なかなか続かないのではないでしょうか。わが家でも、麦や玄米を少しだけ白米と混ぜるという方法に変えたことで、いまでも継続しています。

炭水化物の制限しすぎも考えもの

糖質制限ダイエットの減量効果は一時的で、リバウンドも多い

「糖質制限ダイエット」が流行っています。

体重を減らすために短期的に実施する分にはいいのかもしれませんが、じつは死亡率が

■ 総摂取カロリーに占める炭水化物の割合と総死亡率のU字型の関係

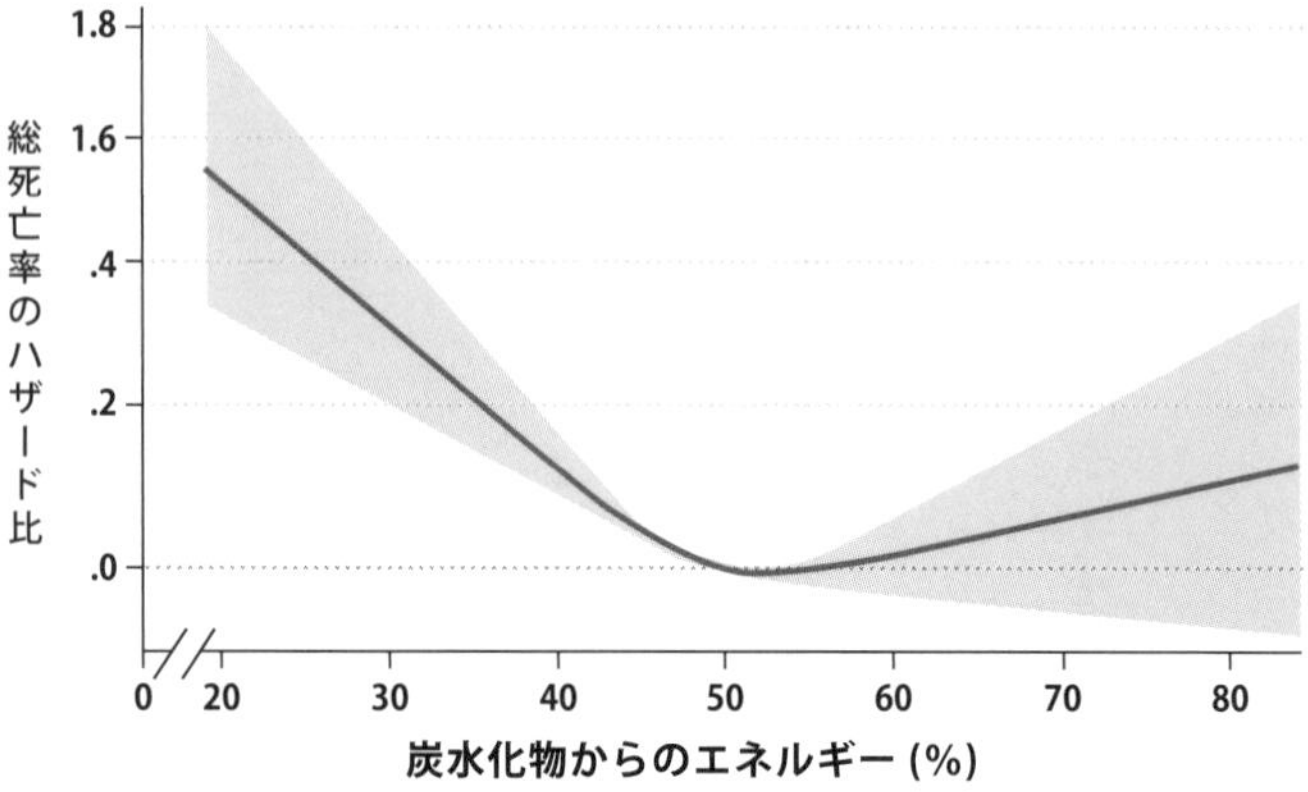

高くなるといった、健康を害するリスクが報告されているのです。

2018年に発表された研究によると、炭水化物の摂取量と死亡率はU字の関係にあることがわかりました。つまり、総摂取カロリーに占める炭水化物の割合が50～55％のときにもっとも死亡率が低く、それより多くても少なくても、死亡率が高くなるということです。この数字は、厚生労働省が提示する50～65％と近い数字になっています。

糖質を制限すると、その分肉などのタンパク質の摂取量が増えます。

そこで肉を食べすぎると、大腸がんのリスクが高くなり、そのことが死亡率を上げているひとつの要因とも考えられます。

また、糖質制限ダイエットによる減量効果は一時的なもので、長期的に維持するのは難しいでしょう。炭水化物の摂取量を控える糖質制限と、脂質の摂取量を控える低脂質ダイエ

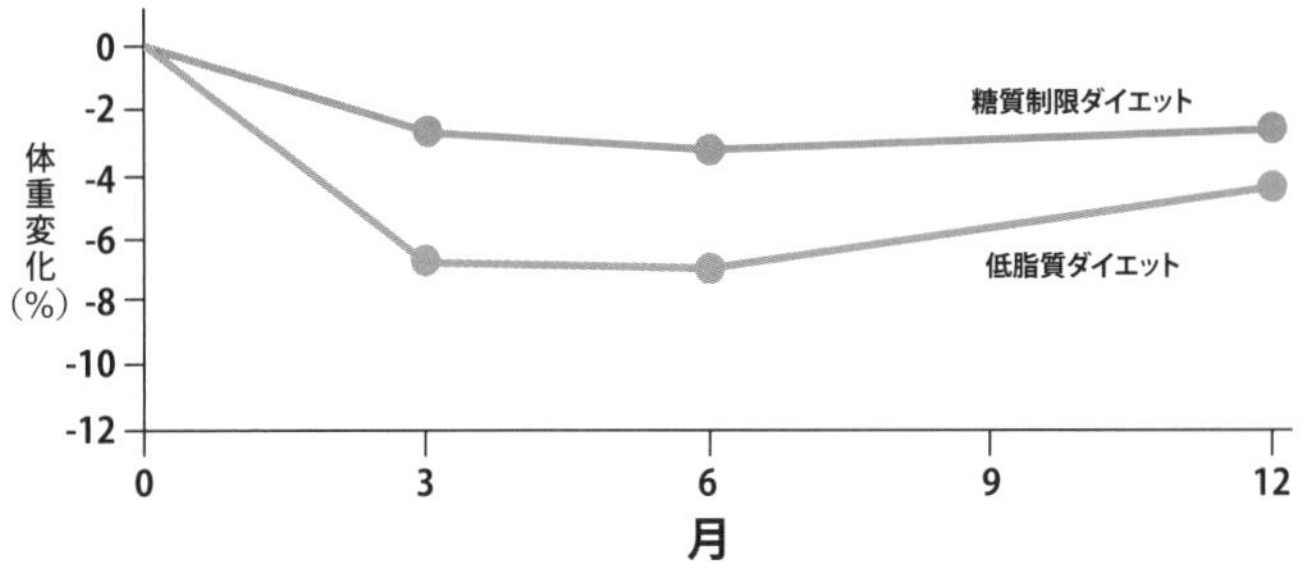

注：糖質制限ダイエットと低脂質ダイエットの体重変化（1年）。図の縦軸は体重変化、横軸は月数を表す。糖質制限ダイエット（Low-carbohydrate diet）の長期的な減量効果は示されていないことがわかる。
出典：Foster et al. NEJM. 2003.

■ 糖質制限ダイエットの副作用

	糖質制限ダイエット	低脂質ダイエット	p値
便秘	68%	35%	0.001
下痢	23%	7%	0.001
頭痛	60%	40%	0.03
口臭	38%	8%	0.001
筋痙攣	35%	7%	0.001
筋力低下	25%	8%	0.01
発疹	13%	0%	0.006

出典：Yancy Jr. et al. Ann Intern Med. 2004.

ットを比較した研究によると、6カ月までの短期間の場合、糖質制限ダイエットのほうが体重を低下させる効果は高いものの、1年後には、約4割の人がドロップアウトしています。

糖質制限ダイエットは、長期的に続けることが難しい食事法だということです。

一方で、低脂質ダイエットも同じくらいドロップアウト率が高いので、そもそも特定の食事を制限すること自体、持続が難しいということでしょう。

また、糖質制限ダイエットは副作用も多い食事法です。約7

割の人が便秘、6割の人が頭痛を経験することが報告されています。これは、便通を促進する食物繊維の摂取量が減るのが原因として考えられます。総合的に判断すると、糖質制限ダイエットは医学的におすすめできない食事法だといえるでしょう。

また、糖質制限に限らず、体重が乱高下するようなダイエットは身体に悪い影響を与えるので、絶対にやめておくべきです。

身体は急激な変化を嫌うため、何事も変化はゆるやかに

そもそも身体は、急激な変化を非常に嫌います。医学の世界でも、血糖値を急激によくしてはいけないという有名なデータがあるほどです。

こんな例があります。血糖値は基本的に、食事や生活習慣の影響によってゆっくりと上がっていくものですが、かなり高くなってしまったところではじめて医療機関を訪れたときに即入院。その後の治療で急激に改善したときに、目が出血するケースが見られるのです。急な変化に、身体が追いついていない状態です。

本来、ゆっくり悪くなったものは、ゆっくりと改善したほうがいいのです。

ほかにも、ご飯を食べて急激に血糖値が上がり、その後急激に下がった場合、急な眠気

が襲ってきたり、身体がだるくなったりします。体重も同じで、急激に痩せると免疫力が著しく落ちるほか、倦怠感や肌の問題も生じ、体重を落とせたこと以上のデメリットが出てくるのです。

基本は、「何事も変化はゆるやかに」を心がけましょう。

ダイエットのリバウンドを防ぐには、モチベーションの維持が大切

リバウンドの悩みをよく耳にします。体重を下げることに成功したのに、気づけばダイエット前よりも体重が上がってしまったという例はよくあることです。これは、がんばりすぎた結果の反動であるとわたしは考えています。

わたしがふくよかな患者さんに対してよく診療で行うのは、たとえば70～80キロほどの体重なら、目安として「とりあえず、1カ月で3kg痩せてきてください」と、目標をお伝えすることです。そしてそれ以降は、「翌月はいまと同じ体重で来てくれたらいいですからね。無理に下げようとしないでください」とお話しします。

なぜそう伝えるのかというと、「体重を下げるスピードが続かない」という事実があるからです。かならずどこかの時点でフラットに推移するようになるのですが、そこでもっと

体重を落とすようにアドバイスしてしまうと、やる気が落ちてしまいます。「基本的に横ばいであれば十分」という説明をして、モチベーションを維持してもらっているのです。

多くの人は、「がんばれば体重はずっと落ち続ける」と思っているのかもしれませんが、じつは身体はそのようにできていません。最初の1カ月くらいであれば気持ちも続きますが、モチベーションが落ちると投げやりになり、諦めた結果、リバウンドしてしまいます。

わたしたちも、患者さんとの対話のなかで、体重管理のためにどのように気持ちを維持していただくのか腐心しています。そのためには「**無理をしない管理**」が不可欠です。

腎臓の悪い人がタンパク質を摂りすぎると…

リンが蓄積され、動脈硬化を引き起こす

腎臓は身体の解毒をしてくれる臓器であり、血液中にたまってくる老廃物や不要な物質

を、尿として出してくれています。

腎臓の悪い人がタンパク質を摂りすぎると、どうなると思いますか？

影響は大きく2つあります。１つ目は、「尿毒素」と呼ばれる毒素が体内に蓄積して、倦怠感を引き起こすこと。２つ目は、タンパク質が分解されてできる「リン」が身体に蓄積することで、動脈硬化を引き起こすことです。

タンパク質は、肉や魚以外にも、ヨーグルトなどの乳製品、ソーセージなどの加工品にも多く含まれているため、要注意です。

前項でお話しした通り、最近はダイエット目的での糖質制限が流行っていますが、糖質を控える分、タンパク質の摂取が増えてしまう傾向があります。とくに、糖尿病歴が長く腎機能が低下している人の場合、腎臓への負担が大きくなってしまうため、タンパク質の摂りすぎは禁物です。もし短期的に血糖値が下がったとしても、腎機能が悪化してしまえば元も子もありませんよね。

高齢者がタンパク質の摂取をする際には、注意が必要

筋肉をつけるためということで、ジムやエステでは高齢者にタンパク質の摂取を勧める

ことが多いのですが、腎機能が低下している高齢者にとっては負担が大きいことを留意するべきでしょう。筋肉をつけることだけを考えても不十分なのです。

また、高齢者の場合、お肉を食べることももちろんいいのですが、それよりはできるだけお魚をメインに摂ったほうがよりいいでしょう。

良質な油は動脈硬化による病気を抑制する

トランス型脂肪酸は、健康の敵

「脂肪酸」という言葉は、あまり聞き慣れないかもしれませんね。脂肪酸は、脂質を構成する重要な成分であり、食品に含まれる脂肪のほとんどが脂肪酸でできています。

この脂肪酸には、大きく2つの種類があります。

常温で固形、乳製品や肉といった動物性の脂肪を、飽和脂肪酸。

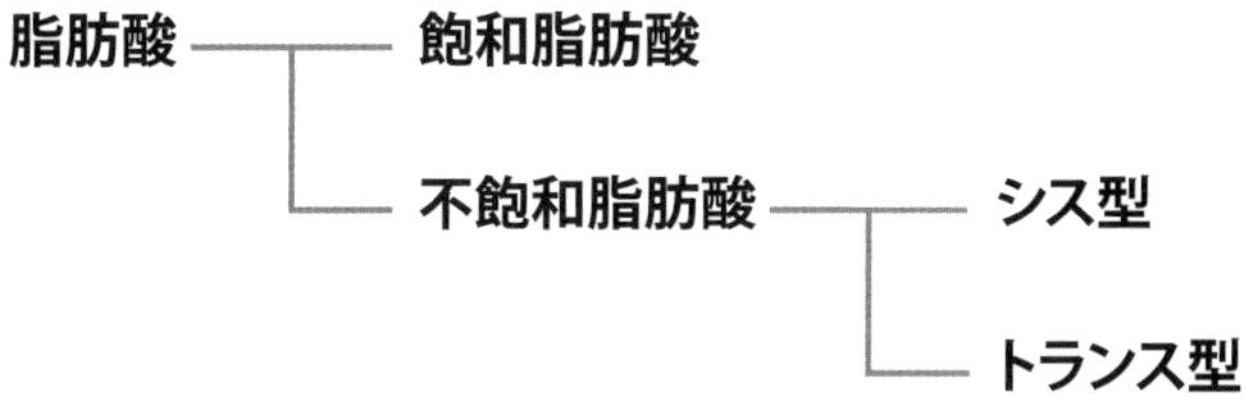

常温で液体、植物に由来する油のことを不飽和脂肪酸といいます。健康にいい油の代表は、不飽和脂肪酸であるオリーブオイルであり、健康に悪いのはバターなどの飽和脂肪酸です。

図をご覧ください。不飽和脂肪酸は、構成する炭素原子と水素原子のつながり方の違いによって、シス型とトランス型に分かれます。シス型脂肪酸は天然のもの、トランス型脂肪酸は工業的に生成された加工油脂に多く含まれます。

基本的に、不飽和脂肪酸はＬＤＬコレステロール値を下げるもの、飽和脂肪酸は上げるもの（脂質異常症を引き起こす）ですが、トランス型脂肪酸は不飽和脂肪酸にもかかわらず、飽和脂肪酸と同様に人体に影響を及ぼします。トランス型脂肪酸は、身体によくないということです。

マーガリンにはトランス型脂肪酸が入っているために、マーガリンよりもバターを摂ったほうがいいとよくいわれていますが、バターには飽和脂肪酸が含まれているため、決して健康にいいとはいえません。

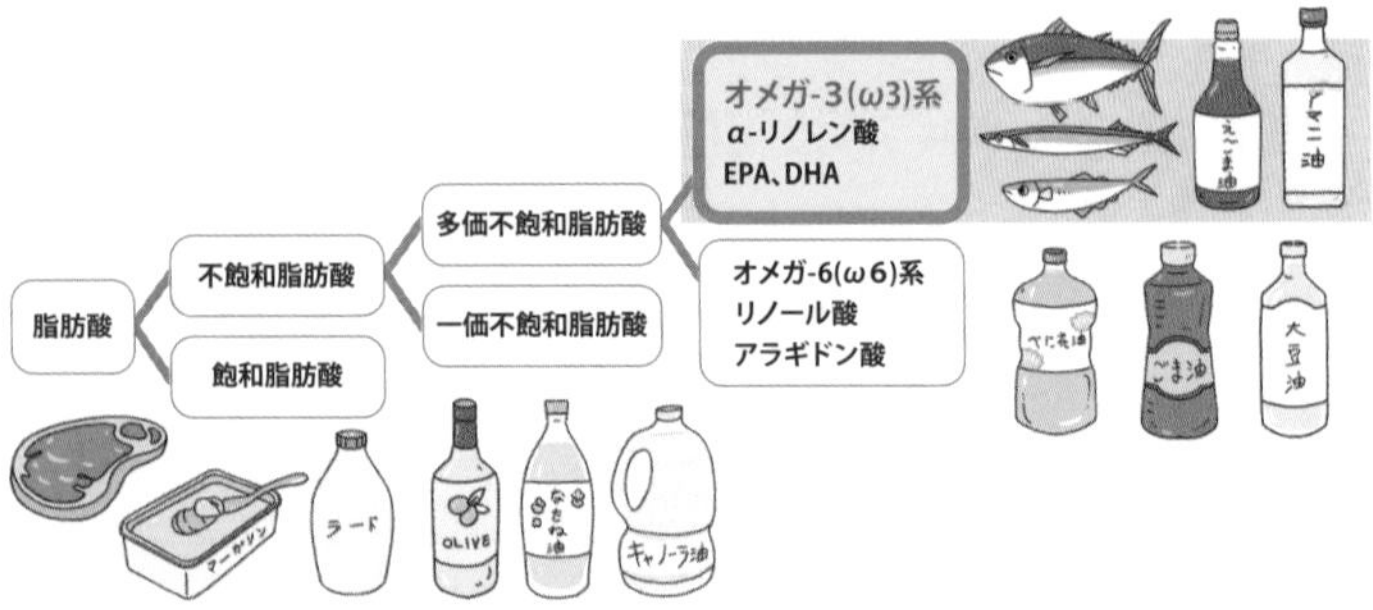

※オメガ3(ω3)は、n-3と表記されることもあります。
厚生労働省：「日本人の食事摂取基準（2015年版）策定検討会報告書を参考に作成

トランス型脂肪酸は、まったく摂取すべきではない成分なので、マーガリンとバターのどちらかを選ぶなら、バターのほうがいいでしょう。ただ、マーガリンをバターに変えても、摂りすぎには注意が必要です。

青魚やエゴマ油、アマニ油に含まれるオメガ3脂肪酸は動脈硬化のリスクを抑える

魚をたくさん摂取する人は、死亡するリスクが少ないといえます。これは、とくに青魚に不飽和脂肪酸であるオメガ3脂肪酸というものが含まれているのも理由のひとつです。

オメガ3脂肪酸には、体内の中性脂肪を下げて、動脈硬化のリスクを抑える働きがあります。摂取することで、心筋梗塞といった動脈硬化による病気の再発を予防してくれるのです。

オメガ3脂肪酸には、αリノレン酸、EPA（エイコサペンタエン酸）、DHA（ドコサヘキサエン酸）といった種類があり、青魚や

■ 脂肪酸の分類

分類			代表的な脂肪酸	炭素数	二重結合数	含有食品
飽和脂肪酸			パルミチン酸	16	0	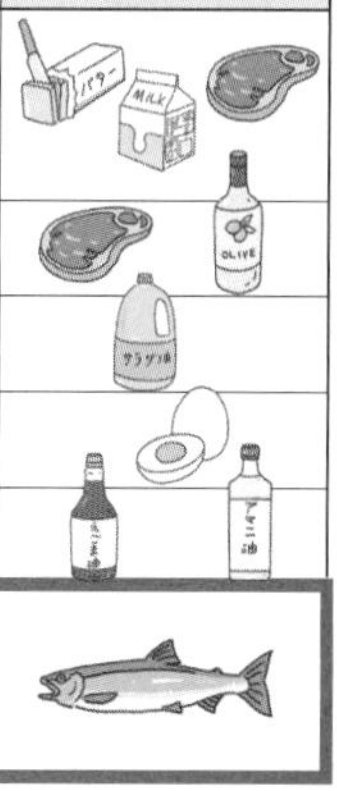
			ステアリン酸	18	0	
不飽和脂肪酸	一価不飽和脂肪酸		オレイン酸	18	1	
	多価不飽和脂肪酸	オメガ6脂肪酸	リノール酸	18	2	
			アラキドン酸	20	4	
		オメガ3脂肪酸	α-リノレン酸	18	3	
			EPA	20	5	
			DHA	22	6	

■ 油脂類の性質 ※油の種類によって、血液中のコレステロールへの作用が異なります。

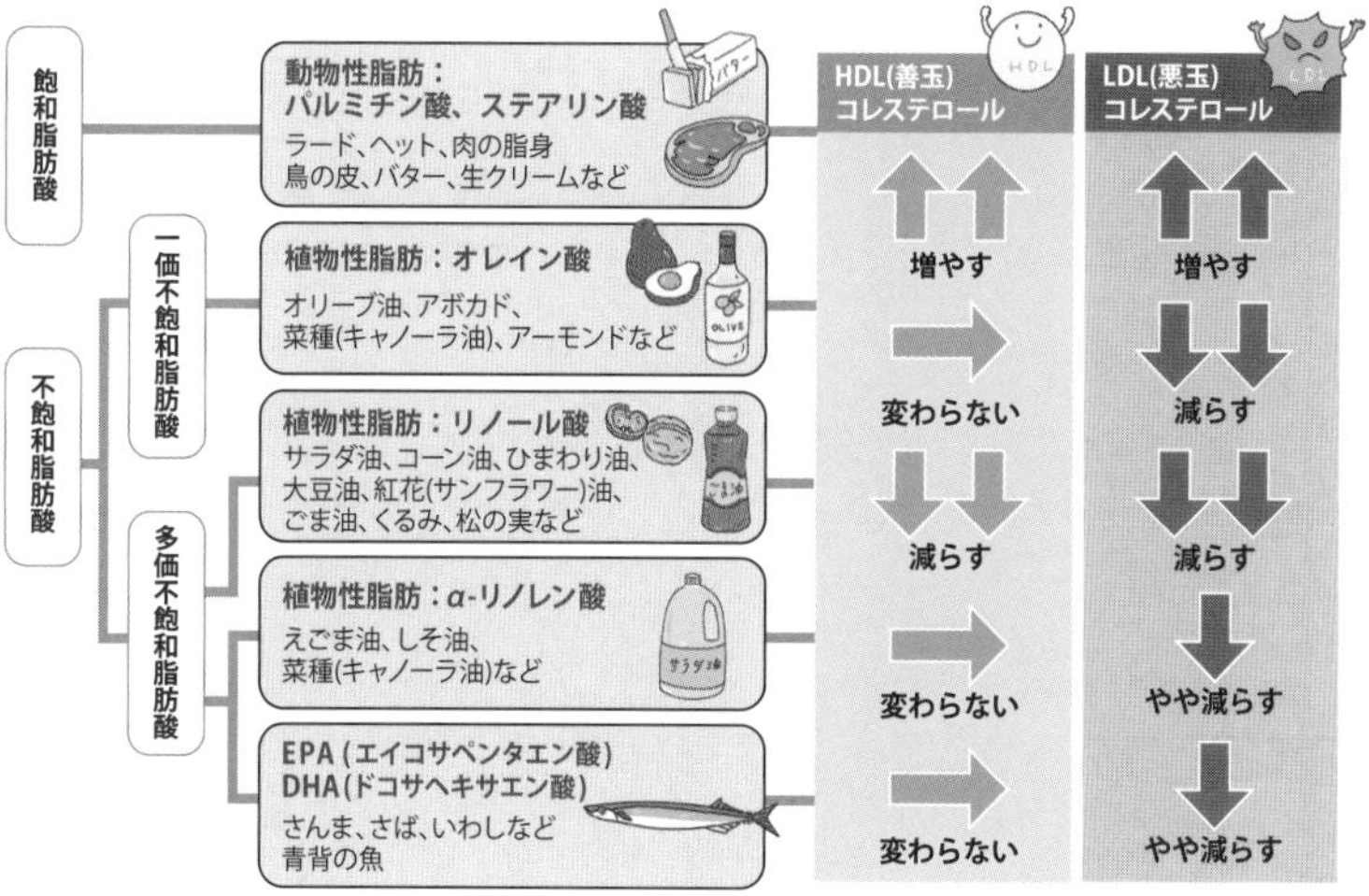

エゴマ油、アマニ油などに含まれます。オメガ3脂肪酸は人間が体内で生成できない必須脂肪酸であり、厚生労働省はEPAやDHAなどを1日2g摂ることを勧めています。

なお、エゴマ油、アマニ油は、火を通さない状態でサラダにかけたりパンにつけたりしたほうがいいでしょう。火を通す場合は、基本的にエクストラバージンのオリーブオイルを使うようにしてください。


「あぶら」には、常温で液体のあぶら（油）と固体のあぶら（脂）があり、これらをまとめて「油脂」と呼びます。

わたしたち日本人は、1日平均55gほどの油脂を摂っているといわれています。

油脂の大部分は、脂肪酸と呼ばれる物質から成り立っており、飽和脂肪酸と不飽和脂肪酸に大別されます。さらに、不飽和脂肪酸は「一価不飽和脂肪酸」、「多価不飽和脂肪酸（オメガ6およびオメガ3脂肪酸）」に分類されます。

飽和脂肪酸、不飽和脂肪酸についてもっと知ろう

ここで、飽和脂肪酸、不飽和脂肪酸について整理しておきますね。

・飽和脂肪酸：比較的多く含む食品は豚肉や牛肉、バター、牛乳などで、過剰摂取は心筋梗塞などの心血管疾患のリスクを高める

・一価不飽和脂肪酸：悪玉であるLDLコレステロールを低下させ、善玉であるHDLコレステロールを上昇させる働きを持っており、動物性食品にも植物性食品にも広く含まれている。わたしたちの身体のなかでも合成可能。一価不飽和脂肪酸は、オリーブオイルに多く含まれている

・オメガ6脂肪酸：代表的なものは植物油に多いリノール酸であり、このグループの脂肪酸は体内で合成できない。リノール酸には血中LDLコレステロールを下げる効果があるが、摂りすぎれば心筋梗塞罹患等を高めるとの報告もあることから、適度な摂取を心がけることが必要

・オメガ3脂肪酸：α—リノレン酸やEPA、DHAがこのグループに含まれる。EPAやDHAは魚から摂取することができ、心血管疾患や脳卒中の予防効果、脂質異常症の改善効果などが報告されている

脂肪酸について少しでも詳しく知ることで、生活習慣の主要なものである食事について、意識を高めていただければと思います。

塩分摂取量が多いと血圧が高くなり、脳卒中や心筋梗塞が増える

高血圧の要因となる塩分は、量に注意して摂取を

２０１３年に日本食がユネスコ無形文化遺産に登録されたことをご存じでしょうか？それ以来、日本食が健康食として取り上げられることが多くなったのですが、じつは日本人の食塩摂取量はかなり多いのです。

■ どのような危険因子が最も多くの死と障害を合わせたものになりますか?

代謝リスク
環境/職業上のリスク
行動リスク

2009		2019		%変化率 2009-2019
タバコ	1	1	タバコ	-11.6%
高血圧	2	2	高血圧	1.8%
食事のリスク	3	3	食事のリスク	-0.3%
空腹時血漿血糖値が高い	4	4	空腹時血漿血糖値が高い	-21.7%
飲酒	5	5	BMIの値が高い	5.7%
BMIの値が高い	6	6	飲酒	-10.3%
腎機能障害	7	7	腎機能障害	6.3%
職業上のリスク	8	8	職業上のリスク	-4.4%
LDL(悪玉コレステロール)が高い	9	9	LDL(悪玉コレステロール)が高い	-0.8%
大気汚染	10	10	大気汚染	21.5%

塩分摂取量が多いと、体内に余った塩分を腎臓で処理しきれなくなり、余分な塩分が蓄積されます。すると、血液塩分濃度を一定に保つために、脳が「水を飲みなさい」という指令を出すのです。そこで水を飲むことで、身体中をめぐる血液の量が多くなり、血管に圧がかかって血圧が高くなります。

日本人が死亡すること、障害が残ることの原因の第2位は高血圧です(1位はタバコ)。それだけ日本人にとって高血圧は重要な問題であり、取り組むべき課題ともいえるでしょう。

多くの研究で、塩分摂取量が多いと高血圧になり、心筋梗塞や脳卒中も増えることが示されています。胃がんの原因となる可能性も指摘されているので、塩分摂取を抑えた生活を心がけましょう。

塩分を減らすには、

1　摂取量を減らす
2　カリウムを多く含む食品を摂取する
3　薬を使う

といった方法が考えられますが、一番は「どの食品にどの程度の塩分が入っているのかを、都度確認すること」でしょう。

日本食である味噌汁や漬物には、大量の塩分が入っています。漬物に醤油をかければ、さらに塩分を摂ることになります。ラーメンやうどん、蕎麦のスープを飲めば、もともと麺にも塩分が入っている分、さらに塩分の上乗せをしているという悪循環に……。

スーパーで買い物をする際には、食品成分表示欄を確認してください。かならず「塩分相当量」が記載されているので、商品をひっくり返して裏面を確認することを習慣化しましょう。

カリウムは、血圧を下げる効果が期待できる

カリウムは塩分を身体の外に出すお手伝いをして血圧を下げる効果のある物質です。カ

リウムを多く含む野菜や果物を摂ることで、血圧を下げる効果が期待できます。実際に、カリウムの体外排出を防いで血圧を下げる薬もあるほどです。

また、カリウムの摂取量が多いグループと少ないグループを比べたときに、摂取量が多いほうが死亡のリスクが少ないというデータもあります。

ただし、腎臓が悪い人は、カリウムの摂りすぎに気をつけなければいけません。血液中のカリウムが多くなって不整脈を引き起こしやすくなるためです。

ちなみに「利尿剤」は、体内の塩分を外に出すことで血圧を下げる降圧薬です。

山（血圧）が高くなれば、心臓に大きな負担をかけてしまう

「青菜に塩」ということわざにもあるように、塩はその浸透圧によって水を吸着させる働きがあります。食事で摂取した塩分（ナトリウム）は血管のなかに入り、水分を吸着させることで、血管のなかの圧力を高めます。

これが、血圧が高くなる仕組みです。

血圧を生み出すのはどこかといえば、心臓にほかなりません。

血圧は、よく山にたとえられます。その山の高さは、正常であれば１００（㎜Hg）で

す。肘の血圧が100だったとすれば、その山を越えて手に血液を供給するために、心臓は120でポンプを働かせます。

ところが、高血圧の人であれば150（㎜Hg）という山の高さになります。その山を越えて手に血液を供給するために、心臓は170でポンプを働かせなければいけません。心臓は1日で10万回鼓動を打っていますが、毎回170という力でポンプを動かせば、心臓の壁が分厚くなって心肥大となり、長時間続くと心不全になってしまうでしょう。

このように、高血圧は心臓にも大きな負担を与えるのです。

外食やカップラーメンは塩分の摂取を多くすることを知っておこう

日本人がもともと塩分摂取量の多い民族であることは、データにもあらわれています。

1日の塩分摂取量の基準は、厚生労働省の「日本人の食事摂取基準2020年版」では男性が7・5g未満、女性は6・5g未満であり、日本高血圧学会では1日6g未満、WHO（世界保険機関）では1日5g未満とされています。ところが、日本人は1日平均10g前後の塩分を摂っているのです。

■塩分摂取量の国際比較(2010年)

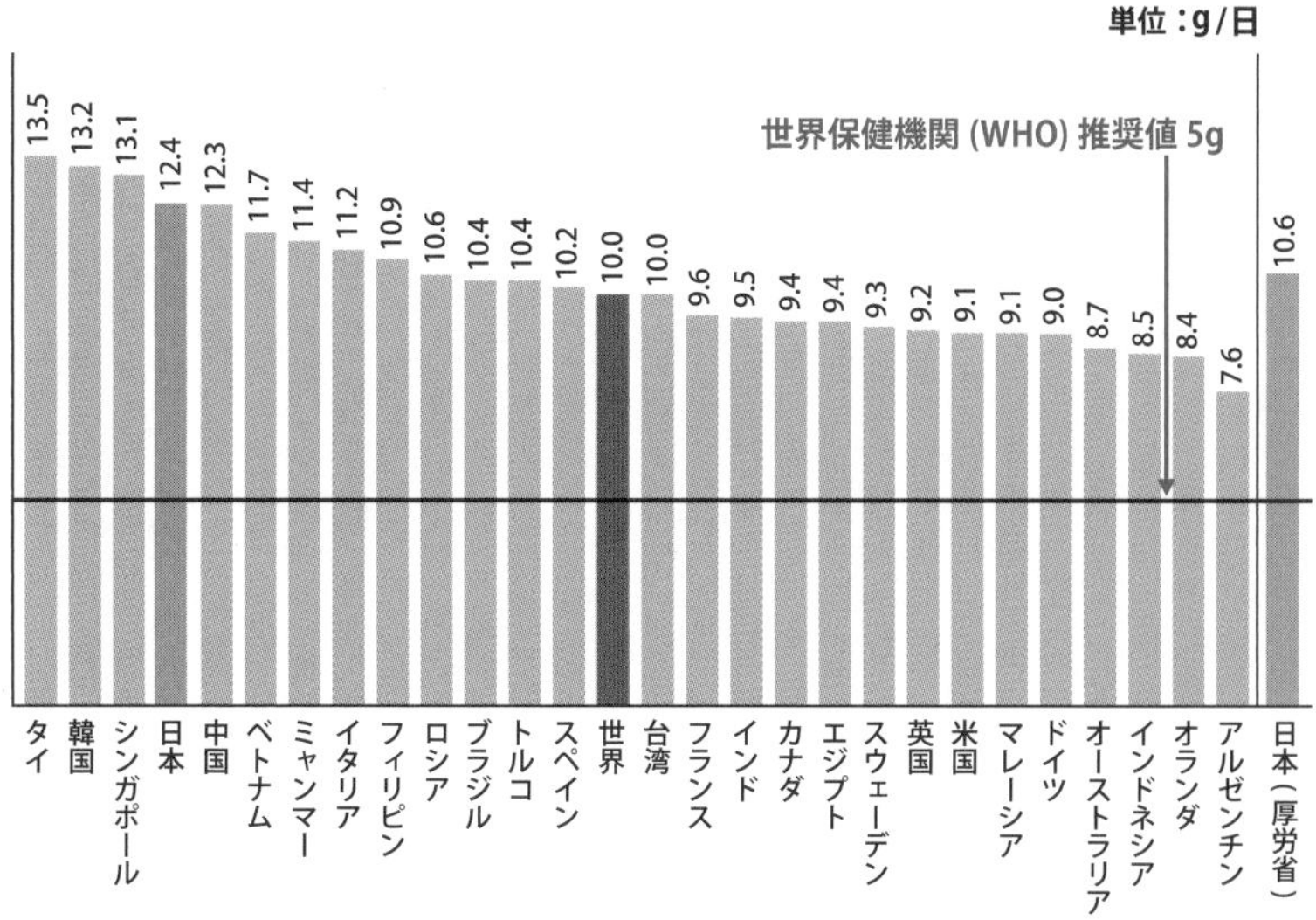

外食が多い人であれば、1日15g近い人も少なくないでしょう。

ちなみにわたしのクリニックでも高血圧の患者さんに塩分摂取量の確認をしていますが、平均で12～13gです。

ひとつ目安をお話しすると、食パンで1g、カップラーメンをスープまで飲めば8gほどになるのです。

また、外食がおいしいと感じる理由は、塩分を多く入れているからです。

味覚は、塩分が多いとおいしいと感じるようになっているので、お店側は売るために塩分を増やすことになり、外食が多ければ必然的に塩分摂取量は多くなります。

血管が錆びつかない食事を心がける

活性酸素が血管を錆びつかせ、しなやかさを失わせる

鉄が錆びていくのと同じように、血管も錆びていくことをご存じでしょうか？

鉄のパイプが酸化して錆びるのと同じように、血管が硬くなって、狭くなり、伸び縮みのしなやかさがなくなった様子をイメージしてみてください。

血管の錆については、ＮＯ（一酸化窒素）と活性酸素が大きく関係しています。

お話しした通り、ＮＯは血管をしなやかにする効果があるとされていますが、そのＮＯを効率的に体内でつくり出し、正常に血管内皮細胞を機能させるには、血管を酸化させないこと、活性酸素を増やさないようにすることを心がけなければいけません。

人間が呼吸を通じて取り込んでいる酸素の一部は、さまざまな刺激を受け、ほかの分子と結びつくことで、体内で活性酸素に変化します。

活性酸素は、有害物質を除去する免疫機能として働く一方で、過度な肉体的・精神的ス

トレス、激しい運動、喫煙、紫外線、大気汚染によって過剰に増加すると、細胞を傷つけ、老化を引き起こしてしまうのです。

処理できない活性酸素が体内に蓄積されると、身体に悪影響を及ぼす恐れがあります。わたしたちの身体には、活性酸素による影響から防御する「抗酸化」という働きが備わっていますが、加齢によってその働きは低下するといわれています。

血管を錆びつかせないためには、NOをつくり出す食事や運動を

復習になりますが、血管は3層構造になっており、一番内側は血管内皮細胞というもので構成されています。その内皮細胞からNOが放出されて、血管を広げる働きをします。血管は血液を身体に送るために収縮と拡張を保ち続けているので、NOはまさにその司令塔と考えていいでしょう。

NOには、①血管を拡張させる、②血栓をつくりにくくして血液をサラサラにする、③血管の炎症を抑える、④血管の酸化を抑える、⑤血管のプラークと呼ばれるコレステロールのコブを抑える、という5つの働きがあります。

NOの作用によって末梢の血管が拡張し、身体全体に血液を送れるようになることで、むくみや冷え性の改善にもつながります。とくにデスクワーク中心の人にとって、NOは必須のものといえるでしょう。

体内に活性酸素が増えると、NOの持つ「④血管の酸化を抑える」という能力を活性酸素の除去に使われてしまうため、本来の力が発揮できなくなってしまいます。

また、年齢とともにNOをつくり出す能力は低下していくので、NOをつくり出す能力を維持してしなやかな血管を保つには、抗酸化作用の強い食材をとることと、NOをつくり出すのに役立つ定期的な運動をすることが必要となります。

抗酸化作用のある栄養素は、ビタミンACEやポリフェノール

抗酸化作用のある代表的な栄養素としてあげられるのは、「ビタミンACE（エース）」やポリフェノールです。

ビタミンAは、皮膚や目の健康に欠かせない栄養素であり、主要な成分に「レチノール」と「β―カロテン」があります。本書でとくに注目したいのは、抗酸化作用があるβ―カロテンです。β―カロテンは、トマトやホウレンソウ、ピーマン、ブロッコリーといった

緑黄色野菜に多く含まれています。

ビタミンCは、抗酸化作用だけでなく、肌の美容効果や免疫力を高めて風邪をひきにくくする効果、ストレスに対する抵抗力を高める効果といったさまざまな働きをしてくれます。ビタミンCを多く含む主な食品には、パプリカやブロッコリー、じゃがいも、キウイ、柑橘類、イチゴ、柿があります。ビタミンCは熱に弱く水溶性であるため、生で食べるのがおすすめです。

ビタミンEは、体内の脂質の酸化防止、加齢によって発症しやすい疾患の予防に役立つことから、若返りの栄養素とも呼ばれています。

ビタミンEは油に溶けやすい性質があるため、油を使うと体内に吸収されやすくなります。ビタミンEを多く含む主な食品には、種実類（ごま、アーモンド、ピーナッツなど）やかぼちゃ、アボカド、うなぎがあります。

ポリフェノールは、野菜の色素や苦味・渋味の成分となる化合物の総称であり、ほとんどの野菜の葉や茎に含まれています。

代表的なポリフェノールを紹介しておきます。

1　カテキン

カテキンは抗酸化作用以外にも、血圧の上昇を抑える作用や殺菌作用が期待できます。緑茶にもっとも多く含まれていて、ほうじ茶や紅茶、ウーロン茶にも含まれます。

2　ケルセチン

ケルセチンには血液をサラサラにする効果があり、玉ねぎやアスパラガス、レタスなどに含まれています。

3　アントシアニン

アントシアニンは、青紫色の天然色素の一種です。血行を改善する作用があり、疲れ目の予防と改善が期待できます。プルーンやブルーベリー、柿などに含まれています。

スポーツドリンクは要注意！

スポーツドリンクにはシュガースティック10本分の砂糖が！

運動しているときや、暑いときには、スポーツドリンクを飲みたくなりますね。

ただし、血管や身体全体の健康を考えれば、おすすめできません。

ここでは、スポーツドリンクをおすすめできない理由と、甘味成分について解説します。

まず、スポーツドリンクには、塩分と糖分が多く含まれているという事実を知っておきましょう。スポーツドリンクには５００㎖あたり、約０・５gの塩分が含まれています。激しい運動や屋外での労働で大量に汗をかいたときには、身体から水分とともに塩分が出てしまっています。汗でベタベタしているのは、塩分が出た証拠。そんなときには、水分だけでなく塩分補給も必要になるでしょう。


熱中症対策として勧められることも多いスポーツドリンクですが、２本、３本と飲みすぎると高血圧の原因になります。汗をかくたびに飲む必要はありません。

減塩は血圧を下げ、蛋白尿を減らす働きがあるからです。

また、500㎖のスポーツドリンクには30gもの砂糖も入っています。これはシュガースティック（3g）10本分を入れているのと同じ量です。いかに大量のお砂糖が入っているかがわかるのではないでしょうか。

糖質には、身体に吸収されやすい「単純糖質」と、消化分解されてからゆっくりと吸収される「複合糖質」があるのですが、砂糖は単純糖質であり、飲んだ後に血糖値が急上昇して血糖値スパイクを引き起こします。

同時にインスリンが大量に分泌されることで一気に血糖値が下がりやすく、身体の不快感や倦怠感にもつながる原因にも……。

暑さで汗をかいた程度で、スポーツドリンクを飲む必要はないのです。

身体によくない甘味成分を知ろう

スポーツドリンクに限らず、数多くの清涼飲料水には、加工食品の材料として「高果糖コーンシロップ」という食品添加物がよく使われていて、多くは「果糖ブドウ糖液糖」と表示されています。高果糖コーンシロップは甘味が強く、コストの安い添加物として多用されているのです。

ごはんやパン、パスタ、穀類、いも類や野菜に含まれる炭水化物が、ゆっくりと吸収される複合糖質であるのに対して、果糖やブドウ糖は身体に吸収されやすい単純糖質です。果糖ブドウ糖液糖の摂取量が多くなれば糖尿病へのリスクが高まる、というデータもあるので、基本的には控えたほうがいい成分でしょう。

ここで、「人工甘味料」や「異性化糖」といった甘味成分について解説をしておきますね。人工甘味料は、「合成甘味料」と「糖アルコール」に分けられますが、とくに避けるべきなのは合成甘味料です。

また、ブドウ糖果糖液糖に代表される異性化糖は、人工甘味料ではないものの、できるだけ避けるべきものです。

人工甘味料（合成甘味料）

・アスパルテーム：フェニルアラニンを代謝できない病気が存在するため、「アスパルテーム・L—フェニルアラニン化合物」と併記される。使用頻度高い。ショ糖（スクロ

ース：砂糖の主成分）の約200倍の甘さ
・ネオテーム：アスパルテームから化学変換したもの。ショ糖の約1万倍の甘さ
・アドバンテーム：アスパルテームから化学変換したもの。ショ糖の約2万〜4万倍の甘さ
・アセスルファムカリウム（アセスルファムK）：使用頻度高い。ショ糖の約200倍の甘さ
・スクラロース：使用頻度高い。ショ糖の約600倍の甘さ
・サッカリン（サッカリンナトリウム）：歯磨き粉やのどスプレーなどに添加。ショ糖の約200〜700倍の甘さ。耐糖能異常（境界型（糖尿病）といわれる状態）の誘導の懸念あり

異性化糖（ブドウ糖果糖液糖、果糖ブドウ糖液糖、高果糖液糖）
・ブドウ糖果糖液糖：果糖が50％未満のもの
・果糖ブドウ糖液糖：果糖が50％以上90％未満のもの
・高果糖液糖：果糖が90％以上のもの

「異性化糖」は老化促進物質のＡＧＥをつくり出す

異性化糖は、トウモロコシ（多くは遺伝子組み換え）からつくられる、ぶどう糖と果糖が混在した糖のことです。異性化糖の「糖化リスク」は砂糖の10倍ともいわれています。ちなみに糖化とは、タンパク質や脂質が糖と結びつくことです。

血液中に余分な糖分があると、体内のタンパク質や脂質と結びついて変性し、老化促進物質であるＡＧＥ（終末糖化産物）をつくり出してしまうのです。

老化促進物質ＡＧＥは、身体全体に次のような大きな影響を与えます。

・肌のコラーゲン繊維が壊されて弾力を失う
・皮膚の細胞にくっついて、シミやくすみを起こす
・髪のタンパク質に影響して、髪のハリやツヤがなくなってしまう（年齢より老けて見えてしまう）
・糖化が血管や内臓に影響を与える
・血管の組織が糖化によって血管壁に炎症が起こりやすくなり、動脈硬化のリスクが大きくなる

・腎臓の糖化で腎機能が低下、骨粗鬆症、ドライアイや白内障のリスクが生まれる
・アルツハイマー病との関連もいわれている

AGEは、加熱調理された動物性脂肪食品に多く含まれています。

コーンシロップは、ブドウ糖の10倍の速さでAGEをつくるといわれています。

異性化糖の3種類は、果糖の量によって名前が変わるものです。身体に悪い順位をつけるなら、一番が高果糖液糖（果糖が90％以上）、次いで果糖ブドウ糖液糖（果糖が50％以上90％未満）、3位がブドウ糖果糖液糖（果糖が50％未満）になります。

安心して摂れる甘味成分とは

では、安心して摂取できる甘味成分を含む食材や食べ物、合成甘味料が使われている食品には、どのようなものがあるでしょうか。一覧を参考にしてください。

比較的安心して摂れる甘味料（ただし、摂りすぎには要注意）

・ステビア

・甘酒
・アガベシロップ
・はちみつ
・オリゴ糖（ただし、糖蜜入りは要注意）
・ラカンカ

合成甘味料が使われがちな食品

・せんべい、ホットケーキミックス、シュークリーム
・低糖質スイーツ、シロップ、ガム、柿の種、焼き肉のたれ、デンタルケアタブレット、キシリトールガム、ドレッシング
・こんにゃくゼリー、プロテインバー、ゼリードリンク
・チョコレート、アイスバー、カップ麺（ラーメン、うどん、そば）
・カロリーゼロ液体甘味料、キャンディー、葉酸鉄入りキャンディー
・コーヒー飲料、清涼飲料水、スポーツドリンク、プロテイン
・栄養ドリンク、コラーゲンドリンク、葉酸スムージー
・うがい薬、子ども向けサプリメント、ダイエット食品、経口補水液

人工甘味料は、多くのダイエット製品に含まれています。人工甘味料については、まだ長期的なデータがなく、5年、10年、20年摂取し続けるとどうなのかという疑問符がつくため、あまり摂りたくはないものです。比較的安心なのは、果物の果糖です。果物では血糖値を大きく乱したり、内分泌系に有害な副作用を与えたりすることはありません（ただ果糖でも摂りすぎれば血糖値は当然上がりますので要注意です）。食物繊維もビタミンも含むので、比較的安心といえます。

子どもの肥満に注意！

子ども時代の肥満は、糖尿病、高血圧、心筋梗塞、脳卒中の要因に…

スウェーデンのカロリンスカ研究所の研究によって、子ども時代の肥満は、成人してからの不安やうつ病、若年死のリスクの上昇につながることが明らかにされました。肥満の子どもは、そうでない子どもと比べて成人してからの初期の死亡リスクが高く、不安やうつ病にもなりやすいとのことです。

不安やうつ病にもつながるというのは意外に感じる人も多いと思いますが、免疫系統や代謝系統に何らかの異常をきたすのではないかといわれています。

ここ数十年で、肥満の子どもが世界中で増加しています。

ＷＨＯ（世界保健機関）は、子どもの肥満を「21世紀のもっとも深刻な公衆衛生の課題のひとつ」としてあげています。これまでの研究で、子どもの肥満は成人してからの死亡率の上昇と関連があることが示されているのです。

カロリンスカ研究所の研究では、肥満の子どもが成人すると、一般の集団の比較グループに比べて死亡するリスクが３倍に上昇することが示されました。

肥満のグループの０・55％が死亡した（平均年齢22歳）のに対し、比較グループでは０・19％にとどまったのです。死亡のリスクの４分の１以上が、肥満に直接関連していたとのことです。

カロリンスカ研究所のエミリア ハグマン氏は、

「肥満の子どもが成人すると早死のリスクが高くなります。小児期の肥満の危険因子を解明し、予防ツールを開発する必要があります」

と言います。

いまは痩せていたとしても、子ども時代に肥満だったという記憶は身体に残っているということです。

そして、肥満だった時間が長ければ長いほど、身体に影響が出るのです。

子ども時代の肥満の記憶は身体に残っているため、生活習慣の改善が大切

なかには、子どもの頃からずっと肥満で、少し体重が減ってもすぐに戻ってしまう人もいます。

このような人の場合、家族全員が肥満傾向で、本人も肥満でなかった時期もほとんどないケースが多く見られます。身体に肥満の記憶が残っていて、そのような自分のほうが自然だから肥満に戻っていこうとするのではないかと考えます。

一方で、遺伝による部分もまったくないとはいい切れません。

極端な家族歴やコレステロールが異様に高く、遺伝子レベルの原因によって、コントロ

ールできない場合も実際にはあります。

糖尿病が一番わかりやすいのですが、表現として「半分遺伝・半分生活習慣」とよくいいます。

ただ、現在は生活習慣のウエイトが大きいことは間違いなく、遺伝だから仕方がないということで終わらせるべきではないでしょう。

遺伝による因子を持っていても、生活習慣の改善によって大丈夫な状態に持っていくことは、本来はできるはずです。

ダイエットでも食事が第一

食事を制限せずに、運動のみで体重を落とすことは難しい

「食べたい…でも痩せたい…」

これは、多くの人が思っていることではないでしょうか。

食事制限をしないで、運動によって体重を落とすことができれば、理想的ですよね。

実際のところ、そのようなことが可能なのでしょうか？

1　食事制限をしたグループ、2　食事制限と運動を併用したグループ、3　運動のみで、食事制限をしないグループを比較した研究によれば、1と2は体重減少に効果的であったものの、3では体重の減少がほとんど認められなかったとのことです。

じつは人のカロリー消費の多くは、基礎代謝や食事に関係する代謝、具体的には食事での咀嚼、消化、吸収によって消費されるカロリーであり、運動によって消費されるのは全体の10〜30%といわれています。

それに対して、摂取するカロリーは、口から入るものだけです。

つまり、摂取カロリーは100%自分でコントロールできる一方で、消費するカロリーは全体のわずか10〜30%しかコントロールできないということになります。

ですから、体重を管理するためには自分でコントロールできる「食事」の管理に重点を置くべきであって、コントロールしにくい「運動」は、食事の管理をしたうえで、という

■運動のみで体重を落とすことは難しい！

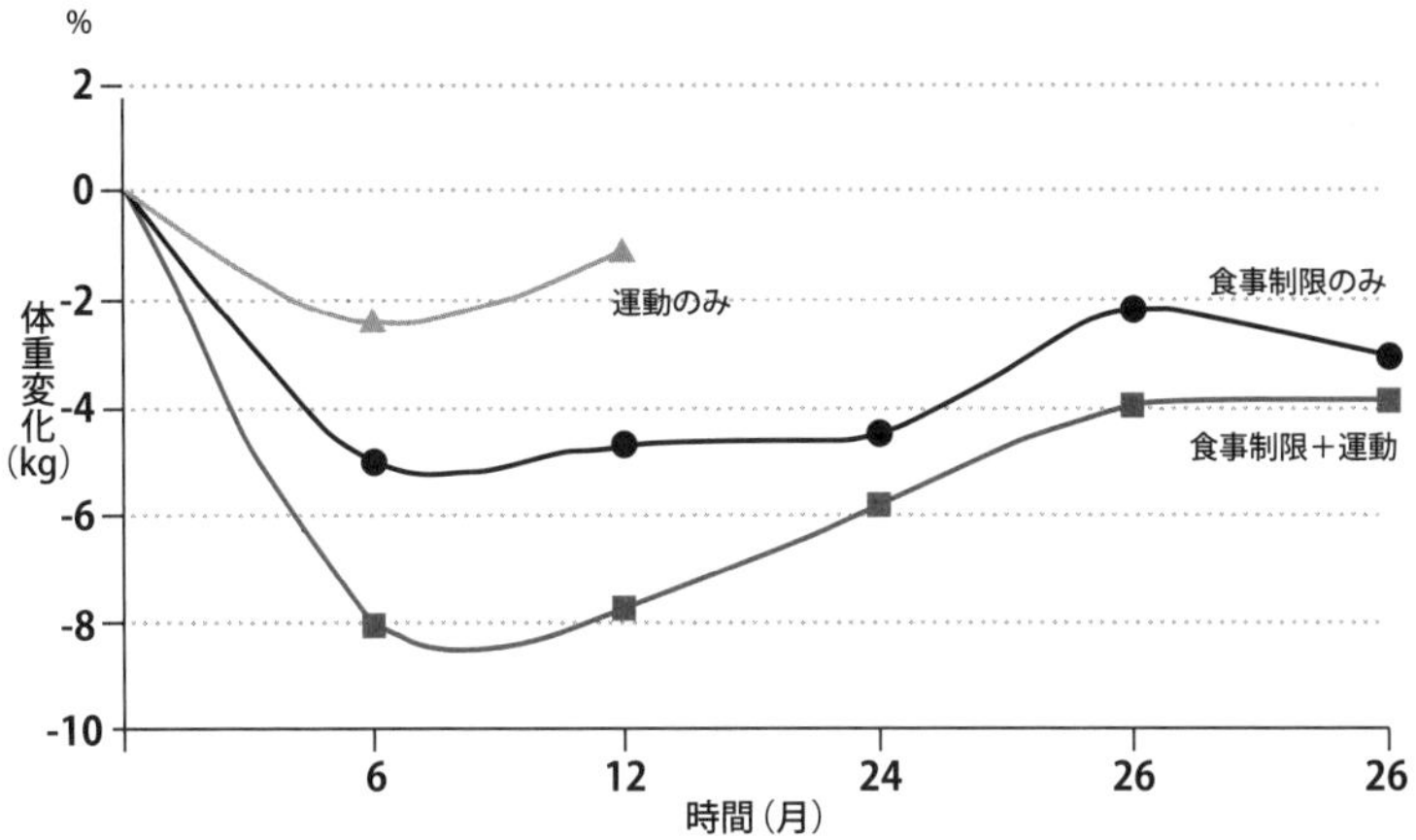

出展：J Am Diet Assoc. 2007 107:1755-67

ことになるでしょう。

もちろん、運動の効果が限定的なのはダイエットに対するものであって、ＮＯをつくり出すといった健康増進効果を考えれば、運動が重要であることには変わりありません。ただし、過度な運動をしすぎても、続きませんし、あまり効果はないといえます。続けていくことが大切だということです。

バランスのいい食事、バランスのいい運動を継続することが一番です。

すぐに結果は出ないかもしれませんが、結局はそれが一番の近道なのでしょう。

とにもかくにも、食事が重要なのです。

第4章

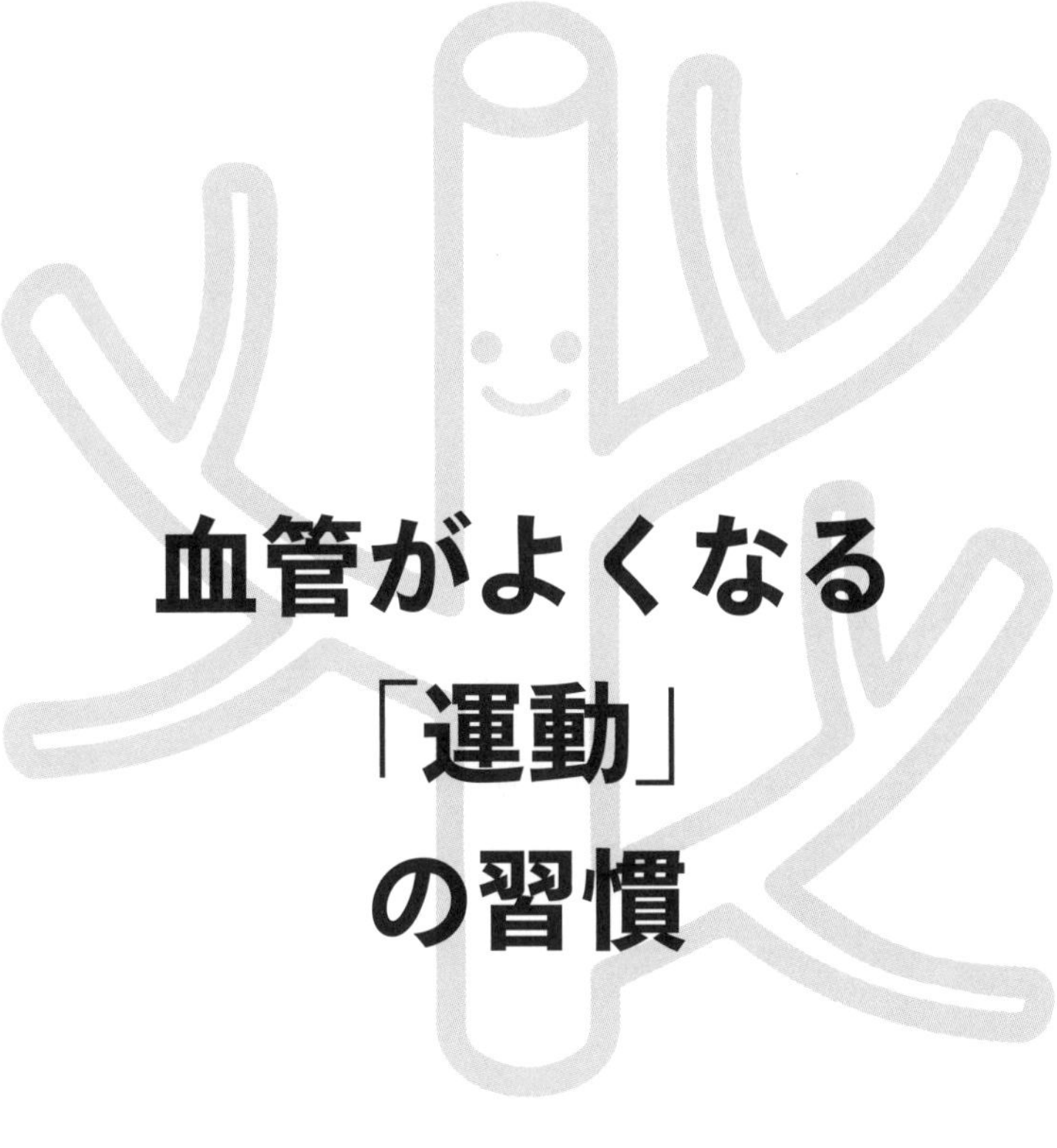

血管がよくなる「運動」の習慣

適切な運動は、血管をしなやかにする

運動はＮＯ（一酸化窒素）の分泌を大きく促す

本章では、血管にいい運動や動き方について解説していきます。

１９９８年ノーベル医学・生理学賞を受賞した研究で、ＮＯには血管の平滑筋（内臓や血管の壁をつくっている筋肉）を緩める働きがあることがわかりました。

ＮＯは、血管の一番内側を構成している血管内皮細胞から分泌されます。動脈を拡張させ、血管内にコブ（プラーク）ができることや炎症の発生を抑えることで、血液が固まって血栓ができるのを防いでくれます。

裏を返せば、体内でＮＯの働きが低下することで動脈硬化の進行につながるのです。

日常生活でＮＯの分泌を増やすことができれば動脈硬化の改善に至るため、ＮＯは「血管若返り物質」といえるでしょう。

ＮＯの分泌を増やすためのポイントは、血行を促進し、筋肉内に流れる血液量を増やしてあげることです。そのためには、全身の６割近くが集まっている下半身の筋肉を動かしてください。

ＮＯの分泌を促す運動は、週に１５０分、軽めのものでいい

運動の目安ですが、わたしはよく「週に１５０分」という説明をします。

１日に換算すると20～30分程度ですから、それほど大変ではないでしょう。

もちろん、運動すればするだけ効果を得られるので、週１５０分というのは、あくまでも最低ラインです。

「運動」と聞くと非常にハードな動きをしなければいけないと思うかもしれませんね。ただ、決してハードな筋トレを行わなければいけないわけではありません。

たとえば、バーベルを持ち上げるときには、力まないように、息を吐きながら行うようにしましょう。負荷がかかればかかるほど血圧は上がるものなので、過剰な負荷をかけるのは避けるべきです。ハードなことばかりするのがいいわけではない、ということです。

そう考えると、ランニングには注意が必要です。

基本的に、無酸素状態が続くようなハードなランニングはするべきではありません。

軽いジョギングならおすすめです。

運動のひとつとして、「踏み台昇降」がいいといわれることがあります。

後ほど説明しますが、ふくらはぎの筋肉が伸び縮みすることでNOが出やすいといわれているため、膝や腰が悪くないのであれば、踏み台昇降は有効です。

ストレッチも、とても効果的です。

なお、巻末にわたしのクリニックでつくった「NOを分泌するストレッチ動画」のQRコードを載せておきますので、ぜひ試してみてくださいね。

歩数が多い人ほど死亡率が低い理由とは？

目安は1日に1万〜1万2000歩。まずは6000歩（1時間）を目指そう

アメリカでの4800人を対象とした大規模調査によって、1日の歩数が多いほどすべての原因による死亡リスクが低下することが明らかになりました。

1日の歩数が多いほど、男女とも死亡率が低くなり、心血管疾患やがんによる死亡率が低くなることがわかったのです。

具体的には、1日に4000歩しか歩かない人に比べて、8000歩も歩いている人は、すべての原因による死亡のリスクが51%減少し、さらに1日に1万2000歩であれば、死亡リスクが65%減少したとのことです。

とくに高齢者にとって、運動はとても重要です。

年齢を重ねるにつれて、全身の健康状態を改善するため、身体を積極的に動かす必要が

生まれます。

座ったまま過ごす時間をなるべく減らし、身体をもっと動かすことで、健康を増進する効果が得られます。ですから、前項でお話しした通り、週に150分以上の運動や身体活動を行うことがおすすめです。


また、ほかの研究によれば、1日の歩数が1000歩増えるごとに死亡リスクや心血管疾患リスクが低下することが明らかになっています。

歩数が1日に1000歩増えるごとに、すべての死亡リスクは6〜36%減少し、心血管疾患を起こすリスクは5〜21%減少するといわれています。

この研究は、年齢や性別、体重、食習慣、飲酒、喫煙といった生活スタイルに関係なく、ウォーキングには健康増進の効果があることを示したものといえます。

よく、「1日に1万歩のウォーキングが健康にいい」といわれますが、じつはその数値に根拠はありません。ただ、2020年に発表されたこの研究結果を見れば、決して間違っていないことがわかるでしょう。

たしかに、この研究のデータでは、1万歩を超えて歩けば死亡率が低下するとされていますが、1日1万歩以上歩くには、概算で1時間半以上かかるので、よほど時間に余裕の

■ 一日の歩数と死亡率の関係

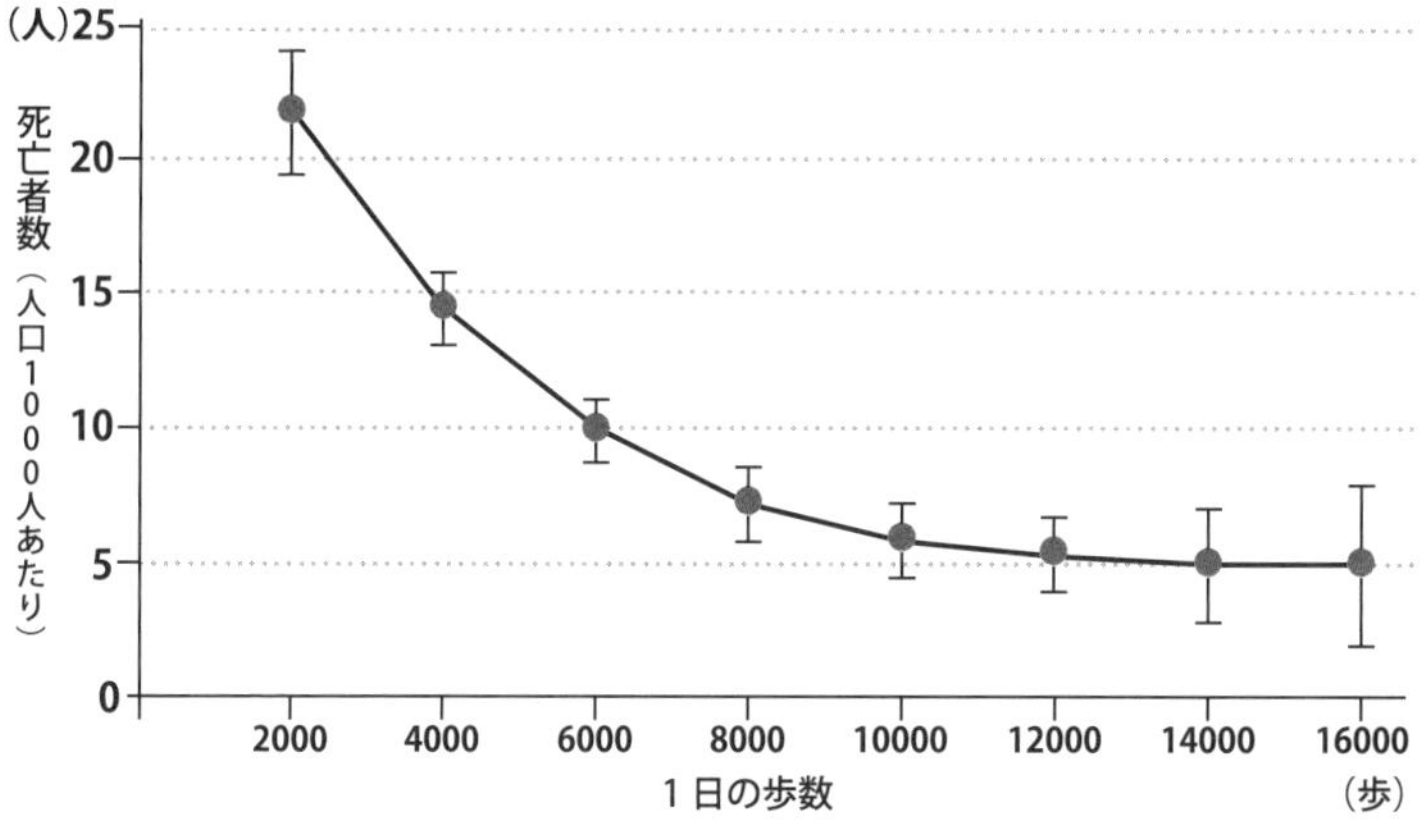

出典：Saint-Maurice PF.2020

ある人でなければできません。現実的には1日に6000〜8000歩（1時間程度）を目指すのがいいでしょう。

糖尿病に罹患しているなら、かならず医師のメディカルチェックを

なお、糖尿病の患者さんが運動をするにあたって、注意していただきたい点があります。

糖尿病の患者さんで運動をおすすめできるのは、血糖のコントロールが良好で、進行性の重い合併症のない人だけです。

運動を始める前には医師によるメディカルチェックを受けて、糖尿病合併症や膝や足の関節に障害がないことを確認しましょう。

運動の「強度」にも意識を向ける

アメリカでは週に150〜300分の中等度の運動が推奨されている

アメリカの「身体活動ガイドライン 2018年版」では、1週間に150分以上の中等度の有酸素運動、または75分以上の高強度の有酸素運動および週に2日以上の中等度以上の筋力トレーニングを推奨しています。

「中等度の有酸素運動」には、ダンスや少し早足のウォーキング、階段ののぼり降りが該当します。「高強度の有酸素運動」に当てはまるのは、ジョギングです。

もっとも、このアメリカのガイドラインには対象年齢が書いていないので、注意が必要です。若い人であれば75分のジョギングをしても問題ないのですが、高齢者が75分走るのは、現実的ではありません。

推奨されている運動量に届かない人と比べると、十分な筋力トレーニングを行っている人は11％、十分な有酸素運動を行っている人は29％、死亡リスクが低下したという数値が出ています。

また、筋力トレーニングと有酸素運動のどちらも十分に行っていた人は、さらに大きな効果が見られ、死亡リスクが40％低下したというデータがあります。

つまり、運動量が多ければ多いほど、死亡率が低くなるということです。

■ 週150分間の中等度の運動は死亡率を下げる

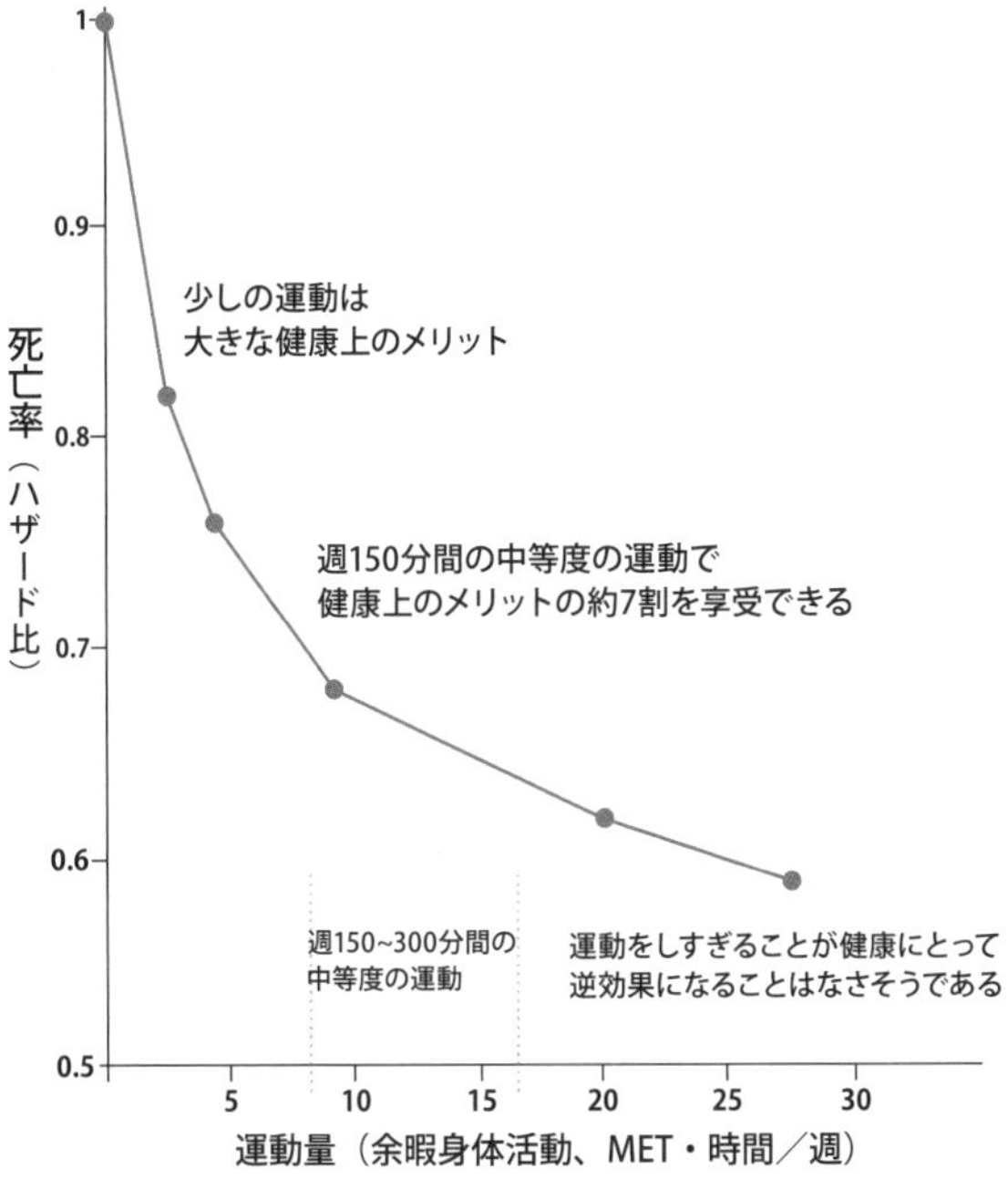

出典：Moore SC.2012

ガイドラインで推奨されている最小限の運動よりも多くの身体活動を行うことで、より大きな健康効果を得ることができるわけです。

ただし、そのなかでも日頃の運動量が少ない人が、少しだけ運動をした場合に得られる健康上のメリットが一番大きいというのがポイントです。
どのステージであっても、運動療法のメリットは大きいといえるでしょう。

有酸素運動は早足でのウォーキング、筋トレはスクワットがおすすめ

有酸素運動としては、早足で歩くのがおすすめです。ランニングは身体に負荷がかかるので、歩く程度にとどめておいたほうがいいでしょう。また、筋力トレーニングは、スクワットかそれに準ずる動きを心がけてください。下半身を鍛えるには、スクワットが最適です。

普段まったく運動をしないなら、運動の強度も死亡リスクに関わっていることを知って、できることから取り組んでみてくださいね。

過度な運動は、血管に逆効果!?

心臓や血管に負担がかかる運動は避けよう

前項で、運動の強度も大切だという話をしましたが、限度もあります。

学生の部活のように追い込んで鍛えるのは、血管には逆効果です。血管のために行う運動は、少なくても、多くてもダメということなのです。

運動には、心臓や血管によいものと、よくないものがあります。

アスリート向けの、すぐに息があがってしまうような運動は、心臓や血管に負担がかかりすぎるのでおすすめしません。血圧や心拍数が極端に上がるような運動は避けたほうがいいということです。

具体的な数値は次のとおりです。

該当する人は、運動を控えるか、運動を中止するようにしましょう。

1　運動をしないほうがいい場合

・安静時心拍数が１２０（拍／分）以上
・運動前にすでに動悸、息切れがする
・収縮期血圧が１８０（㎜Hg）以上
・血糖値（ＨｂＡ１ｃ）が10％以上
・著しい不整脈がある

2　運動を中止したほうがいい場合

・運動中に呼吸困難、めまい、嘔気、胸痛などがあった
・運動中に心拍数が１５０（拍／分）を超えた
・運動中の収縮期血圧が２００（㎜Hg）以上になった

運動時の理想の心拍数は年齢で異なる

心拍数のチェック方法は、大きく3つあります。

１　市販の血圧計を腕に巻いて、上下の血圧と脈拍数を計る簡単な方法

２　動脈が通っている親指の付け根側の手首で、１分間の脈拍数を数える方法
３　胸の心臓のあたりを触って、１分間の脈拍数を数える方法（胸が厚いとわかりにくい人もいる。手首で測るよりも測定は難しい）

不整脈のある人は、２か３の方法で測ることをおすすめします。

血圧計では測り切れないことがあるのと、ウォーキングといった運動をしている最中に血圧計を巻くことはできないからです。

高齢の人にはややハードルが高いかもしれませんが、最近はアップルウォッチなどでも脈拍を測ることができるので、おすすめです。


心拍数のチェックで欠かせないのは、脈の回数です。

「１分間に脈を何回打っているか」をかならず確認しましょう。

運動の強度を上げれば、心拍数は上がります。若い人や心臓が元気な人の場合、脈拍は１分間に２００回くらいまで上がりますが、高齢者の心臓にはそこまでのエネルギーはありません。

心拍数が増えるほど、血圧を上昇させたり血糖を上昇させたりする作用があるカテコラ

ミンが出て、心室細動といった怖い不整脈になり、心臓が止まる人さえいます。これは、負担の大きいフルマラソンをしているときに心臓がダメージを受けてしまうのと同じです。

ですから、心臓に無理のない心拍数を意識したいものです。

「カルボーネン法」で心臓に無理のない心拍数を計算してみよう

心臓に無理のない心拍数の算出方法はいくつかありますが、わたしが一番参考にしているのは、カルボーネンという先生が考えた「カルボーネン法」です。

少し難しいかもしれませんが、実際に計算をしてみましょう。

次の式のように220から年齢を引き、そこから心拍数を引いて、「運動強度」を掛けて、さらに心拍数を足すという計算式で算出します。これは実地臨床ではよく用いられるものです。

計算式

（220－年齢－安静時心拍数）×0.5〈運動強度〉＋安静時心拍数

50歳くらいであれば、心拍数が60〜１００回ですから、心拍数60を目安として、運動強度を50％＝０・５とします（※運動習慣のない方は40％＝０・４でも可）。

ちなみに運動強度50％というのは、思いっきり踏ん張る状態が１００％とすると、「無理しない程度」くらいのレベルです。

計算をしてみると、以下の通り１１５〜１２０回くらいが設定目標になりますね。

（２２０―50歳―60回）×０・５＋60回＝１１５回

50歳でこれくらいの数字なので、65歳を超えている人は１００回くらいがちょうどいい目安になるでしょう。

（２２０―65歳―60回）×０・５＋60回＝１０７・５回

年齢によって目安は異なりますが、１００回を超えなければよほどのことは起きないだろうということで、この数字を絶対基準としています。この絶対基準を超えなければ、安全域です。

たとえば、一時的にでも呼吸を止めなければいけないような運動はするべきではありません。また、ジムへ行っていきなり息が上がるくらいのスピードでランニングマシンを使うことも、やめたほうがいいでしょう。

心拍数が急速に上がるようなものはやめて、「慣らし運転」をしながら、緩やかに強度を上げていきましょう。

運動がよくしてくれる「インスリンの効き」とは？

運動がもたらす急性代謝効果（短期効果）

ここでは、運動と糖尿病のケアとの関係についてお話しします。

運動には、糖尿病に対して短期的、つまりすぐに血糖値を下げる効果と、中・長期的に、ゆっくりと効いてくる効果があります。

まずは、短期的な効果について解説しましょう。

食事によって身体のなかに入ってくるブドウ糖は、肝臓に蓄えられるか、もしくは筋肉で消費されるかの二股に分かれます。

運動を行えば、筋肉によるエネルギー消費が増大し、血糖を消費することとなり、その結果血糖値の低下につながります。とくに食べた直後の運動は、糖尿病の患者さんにあらわれやすい「食事による急激な血糖の上昇（血糖値スパイク）」を抑える効果があるのです。

ちなみに、「食べた直後」といいましたが、じつはご飯を食べながら運動をするほうが有効です（お行儀が悪いので、実生活ではおすすめしませんが）。

血糖値は、ご飯が胃で消化吸収される10～15分くらいから緩やかに上昇してきます。この上がってきたタイミングで何もしなければ、そのまま肝臓に入りますが、運動をすれば筋肉がブドウ糖を食べてくれるので、血糖値が上がらなくなります。

ですから、食べた直後に運動をするか、もしくは食べながらお皿を洗ってもいいくらいです。食べ歩きも、血糖値だけの話であれば理にかなっているため、理想的であるといえます。

ただし、食べた直後に飛んだり跳ねたりといった激しい運動をするのは、控えたほうがいいでしょう。腹痛や胸やけ、吐き気、嘔吐、逆流といった消化器症状が出てくる可能性があります。

ご高齢の人にはそこまで負荷をかけるのはおすすめしませんので、年齢とのバランスを考えて行うようにしましょう。

運動がもたらす慢性効果（中・長期的効果）

次は、糖尿病に対する運動の中・長期的な効果です。

医学的にいえば「インスリン抵抗性の改善効果」、わかりやすくいえば「インスリンの切れ味をよくする」ということです。

インスリンは、膵臓から出ている血糖値を下げるホルモンです。

そして、インスリン抵抗性というのは、インスリンの切れ味、つまり効きが悪くなることであり、糖尿病の患者さんに見られる病態です。このインスリン抵抗性があると、血中のインスリンが細胞にブドウ糖を取り込む本来の役割を十分果たせないため、血液中のブドウ糖、すなわち血糖値が下がりにくくなるのです。

インスリン抵抗性は、肥満や運動不足によって起こるので、痩せることや運動をすることが改善策といえます。運動にはそのほかにも、脂質改善や血圧低下といった効果があります。

でも、せっかく2カ月ほど運動に取り組んでも、その後まったくしなくなってしまったら、身体は元に戻ってしまいます。ですから、無理のない形で継続することが重要なのです。「切れ味」を保つためには、やはり少しでも動かし続けたほうがいいでしょう。「継続は力なり」です。

血糖値の高い人が運動するなら、午前中より午後

午前中はインスリンの反対の作用をするコルチゾールが高いため、血糖を下げにくい

これまでにも、食後に血糖値が急上昇する血糖値スパイクを予防するためには、食事直後に運動をすることが理想、とお話ししました。

では、１日のなかでどの時間帯に運動をすれば、血糖値によりよい効果を与えることが

できると思いますか？

2型糖尿病（生活習慣の乱れによる糖尿病）のリスクが高い男性を対象とした研究において、午後に運動した人のほうが、同じ運動を午前中にした人よりも代謝が改善したことが明らかになっています。つまり、午前中より午後に運動した人のほうが、インスリンの効きがよく、血糖値のコントロールが改善するのです。

理由として考えられるのは、午前中は血糖値を上げるホルモンのコルチゾール値が高いことです。

念のためお話ししておきたいのは、タイミングとは関係なく、運動はしないよりしたほうがいいのが大前提だということです。まずは運動を行ったうえで、同じ運動をするなら午後にしたほうが、効果がある可能性が高いということです。

まずは運動を習慣化するのが最優先であり、「あえて」よりよい時間を選ぶのなら午前よりも午後、ということを知っておいてくださいね。

第5章

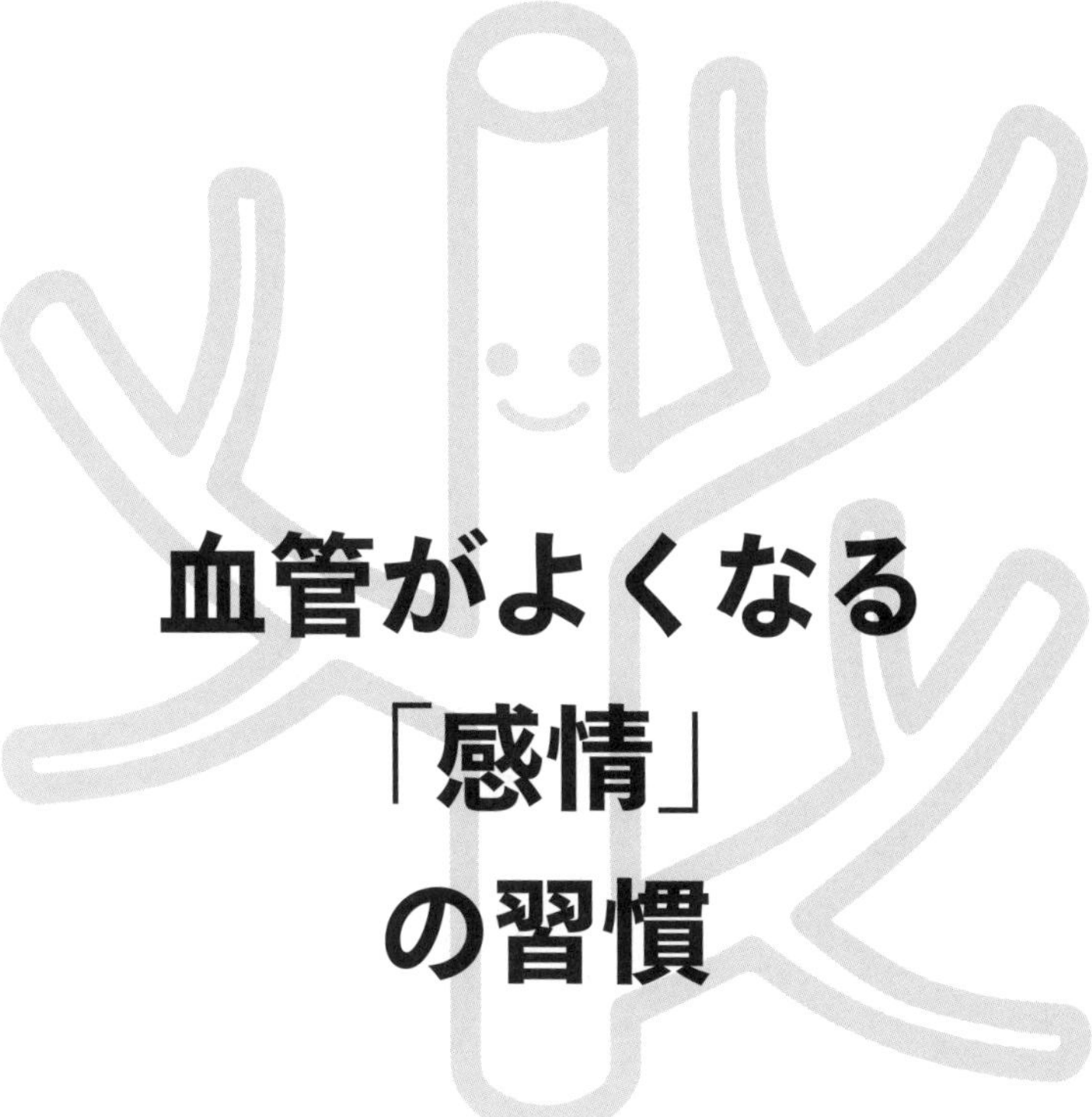

血管がよくなる
「感情」
の習慣

「心臓の血管が病気になりやすい性格」があった!?

完璧主義者の「タイプA行動パターン」の人は、心血管疾患が多い

本章では、血管と性格、感情との関係についてお話ししますね。

アメリカの医師が、3000人以上の男性を8年間にわたって追跡し、狭心症や心筋梗塞の患者さんに特徴的な行動パターンがあることを発見しました。そして、その行動パターンを「タイプA」と名付けたのです。

「タイプA」の特徴には、向上心が強く負けず嫌い、責任感が強くて何でも完璧にやらないと気がすまない、というもののほかに、

・時間的切迫感がある
・達成欲求が強い
・競争心や野心がある

・攻撃性が高い
・いつもイライラしていて敵意を抱きやすい

といったものがあります。

また、何事にもきちんとやり遂げないと気が済まないという完璧主義者が多いとのことです。

行動面では、せっかちで、いつも時間と仕事に追われ、ストレスを抱えています。その結果、血圧が上がり、脈拍が増えることで循環器系に負担がかかり、冠動脈が狭くなったり詰まったりして、心臓への血液の巡りが悪くなって起こる虚血性心疾患の発症に関係してくると考えられています。

「タイプＡ」の人は、「ほどほどでも大丈夫」という考え方を

日本人には仕事熱心の人が多いため、タイプＡの人が多いと考えられています。がんばりすぎる状況が続くと、身体がストレスと戦う準備をするため、血圧を上昇させ、血糖値も上昇することで、血管を痛めることになるのです。

また、ストレスは血液中の赤血球を増加させ、血小板を活性化させることで血液を固まりやすくするので、血栓ができやすくなり、動脈硬化の進行が進み、その結果脳卒中や心筋梗塞となってしまいます。

過労の末に心筋梗塞になった、という話をいろいろなところで聞いたことがあるかもしれませんが、このように説明すれば理解しやすいのではないでしょうか。

タイプAの気質は、社会で成功するには必要な条件かもしれませんが、身体やメンタルに悪影響を及ぼす可能性もあります。過剰なストレスは命を失うことになり得るので、注意が必要です。

「タイプB」といわれる、「マイペースに行動することを好み、穏やかで目立たず非攻撃的な性格」の人と比べて、「タイプA」は、虚血性心疾患の危険度が相対的に約2倍といわれています。

「タイプA」の血管事故を予防するためには、生活習慣の改善と同時に、日々の身体的、精神的ストレスを軽減していくことが必要です。もし心当たりがあるのなら、がんばりすぎず、「ほどほどでも大丈夫」という考え方を心がけましょう。

過剰なストレスは血管を詰まらせ、突然死の原因になり得る

ストレスを感じている人ほど動脈硬化、脳卒中、心筋梗塞のリスクが高くなる

「ストレスは身体によくない」といわれれば、否定する人はほとんどいないでしょう。
実際、ストレスホルモンは血圧を上昇させ、血液を固まりやすくすると考えられています。その結果、脳卒中や心筋梗塞になって、突然死してしまう可能性が出てくるのです。

日本人を対象としたある研究で、自覚的ストレスが高い人、つまり精神的ストレスを自覚している人は、自覚の度合いが低い人と比べて脳卒中や心筋梗塞のリスクが高いことがわかりました。

そのなかでも、とくに精神的ストレスの高い女性は、脳や心臓の病気を発症するリスク

が男性に比べて約2倍に及びます。女性のうつ病の発症が男性よりも1・6倍ほど多いという厚生労働省の報告もあるほどです。

また、別の研究でも、ストレスを感じている人ほど動脈硬化が進行することが報告されています。

総合的に判断して、ストレスを感じている人は動脈硬化が進行して脳卒中や心筋梗塞を起こすリスクが高く、その発症リスクは女性のほうが高いということがわかってきています。

ストレスは現代病といわれ、いろいろな症状を引き起こします。

わたしのクリニックに来院する患者さんのなかにも、何も原因が見当たらず、ストレスが原因と思われるケースが多くなってきています。

日頃からストレスを軽減するような抜本的な試みが、求められているということでしょう。

ストレスは自律神経のバランスを崩し、動悸の原因にもなる

「ストレスホルモン」の指令によって、動悸が起こる

前項にもあったとおり、ストレスは心身の健康を蝕むものです。

ストレスを受けたとき、副腎という臓器から、コルチゾール、アドレナリン、ノルアドレナリンといったいわゆる「ストレスホルモン」が分泌されます。

副腎から分泌されたこれらのストレスホルモンは、血流に乗って全身を駆け巡り、心臓を通るときにホルモンから指令を受けた心臓は心拍数を増やし、血圧を上昇させます。その結果、心臓がドキドキするような状態が起こるのです。

ストレスホルモンからの指令は、さらに交感神経と副交感神経を合わせた神経系の総称である自律神経にも伝えられます。自律神経は身体の隅々にまで張り巡らされ、臓器だけ

でなく、末端の血管まで絡みつくように存在しているため、全身の血管をぎゅっと締め上げるのです。その結果血管が細くなって、血圧が上昇することになります。ストレスによって動悸が起こるのは、このようなストレスホルモンの指令によるものなのです。

自律神経失調症は心臓への打撃になる

自律神経は、身体の平衡感覚や全身の器官をコントロールしていますが、それが交感神経と副交感神経のどちらかに傾いてバランスを失うと、「自律神経失調症」になってしまいます。

交感神経の働きが急に高まると、胸がドキドキしたり痛くなったりするうえに、心臓に無理な負担をかけたり、血液をドロドロにしたりして、心臓病を悪化させることもあります。逆に、副交感神経の働きが急に高まると、おなかが痛くなったり下痢になったりします。

実際、診察をしていても、自律神経失調症になっている患者さんが多いという実感があります。

自律神経失調症自体は決して重篤なものではありませんが、薬の効果が得られないことが多く、ＱＯＬ《クオリティオブライフ》（生活の質）を低下させるため、手強い疾患ともいえます。

患者さんの生活を質の高いものにしていこうという考えは、現代の医療では重視されるようになっています。よく「患者さんファースト」といわれますが、医者の正解を患者さんに押しつけるのは、決していいこととされていません。

たとえば、糖尿病を例にあげると、注射のほうが血糖値を下げるパワーが強いからといって、注射のような痛いもので生活の質を下げるのはどうなのか、といったことも指摘されるようになってきました。


実際に、自律神経失調症の患者さんには、どのような様子がみられるのでしょうか。

病院には、「胸がドキドキする」「胸が痛くなる」といった理由で心臓に不安を抱えて来院する人が多いのですが、診断してみると約半分の人はどこも悪くありません。そこで、ほかに病気がないか調べるのですが、病気のサインは出ないことがほとんど。でも、患者さん自身は、軽めの不整脈などの症状がたまに出るので困っている――。

この症状の原因が、まさに自律神経失調症なのです。患者さんの不整脈の原因が自律神経失調症であるとは言いきれなくても、話を聞いてみると、「職場が変わって間もない」「異動で上司が変わった」といったストレスを抱えていることがわかります。

睡眠不足になったり、勤務時間が長くなったり…と、日常が非日常に変化して、まだ身体に馴染んでいない段階でこのような症状が発生し、診療に訪れるというわけです。

新型コロナや大震災で心臓病は増えた

とくに心臓とストレスとの関係は大きく、新型コロナ感染症や大震災といった非日常の現象が続くと、動悸や息切れ、胸痛などの症状で受診する人が増えます。

このことからも、ストレスが身体に及ぼす影響が大きいことがわかります。

心臓だけでなく、内臓に悪いところはないのに症状はある、という心身症のような疾患も増えるのです。

同時多発テロのような事件のあとにも、不整脈は増えました。

人の生命や存在に影響をおよぼす出来事はトラウマとなり、身体や心のバランスを崩し、健康を保てなくなるのです。

何か大きな出来事があると、日常生活がある程度元に戻るまで、ストレスを浴び続けます。このような場合も、医者は傾聴し、説明し、場合によっては薬を処方するといったアプローチをします。これによって、回復は早まります。

ストレスから回復するまでの時間は、人によって異なります。

人間関係の距離のとり方がうまい人は、逃げ道を得て軽度で済ませることができますが、それができない人は、ストレスを抱え込んで処理しきれなくなり、症状も悪化。回復も遅れてしまいます。

ストレスは、「心臓」だけでなく「心」にも影響します。

配偶者や近親者の死で精神的なダメージを受け、血圧が上昇して心不全が悪化して入院というケースもあるのです。

ストレスは、血管にとっての大敵でもあるわけです。

怒りは血管に悪い影響を及ぼす!?

怒りによってストレスホルモンが分泌され、血圧も上昇する

日々一生懸命に生きていると、どうしても我慢ができず怒りの感情を持ってしまうこともありますよね。それは、仕方のないことでしょう。

ところが、研究によって、激しい怒りのあとでは心筋梗塞といった心臓発作を起こす危険性が4・7倍に上昇することがわかっています。

欧米の研究でも、喜ぶ、泣く、怒るといった感情と血圧との関連を調べた結果、怒ったときに血圧がもっとも上昇しやすいことがわかっています。

このように、怒りと血圧には密接な関係があるのです。

怒りによって血圧が上昇するのは、交感神経が優位となり、ストレスホルモンが増えるからです。高血圧は、血管を痛める遠因となります。

さらに、怒りが突然死の原因となる心室頻拍などの不整脈を引き起こすということも報

告されており、突然死の原因にもなっています。心臓病の危険因子となるものには、糖尿病や高血圧、脂質異常症、喫煙、肥満、過体重といったものがありますが、メンタル面も心臓病に影響するのです。

「アンガーマネジメント」は、血管管理のためには重要

感情的になって怒りを爆発させることは、ストレスになるだけでなく、心臓にも悪いということをおわかりいただけましたか？

怒りを爆発させないためにも、「アンガーマネジメント」が重要になってきます。

アンガーマネジメントはさまざまなポイントがあるのですが、

1　趣味を持っていること
2　怒り以外の感情（笑いなど）で発散すること
3　話を聞いてくれる人がいること（周囲の人のサポート）

がとくに重要です。

人生には「怒る」という感情がなくてもいいのではないかなと思うくらい、怒っていい

ことはほとんどありません。

怒っている自分も、怒られている相手も、どちらも得られるものはないでしょう。

たとえば毎回同じことで怒っているのであれば、その怒りの要因になっているものを取り除くべきです。また、いま社会問題にもなっている「クレーマー」のように、怒ることでストレスを発散させたり足りない何かを満たしたりする人もいるようですが、血管という観点から見れば、悪影響なので、やめたほうがいいでしょう。

できるだけ、「怒らない選択」ができるように持っていけるといいですね。

ストレスで身体が錆びる

ストレスによって血栓ができやすくなるうえ、身体の酸化も進む

ストレスが血管や心臓によくない理由をいくつかお話ししてきましたが、じつはまだあります。ストレスホルモンが体内に増えると、血液や血管がダメージを受けて、血糖値や血圧が上がるだけでなく、血栓もできやすくなるのです。

さらに、ストレスは血圧を上げて血管に負担をかけ、活性酸素を発生させます。

ちなみに活性酸素は、呼吸によって取り込まれた酸素が代謝される過程で発生するもので、生命を維持するためにはかならず必要なものです。ところが、活性酸素が過剰に発生すると身体を酸化（錆び）させ、老化や体調不良を引き起こす原因に……。

つまり活性酸素は「必要だが、増えすぎると困ってしまうもの」といえます。

体内に活性酸素が増加する原因には、ストレス以外にも、大気汚染や食品添加物、電磁波、放射線、紫外線、激しい運動といったものがあります。活性酸素が増えて脳・血管・皮膚

の酸化や、細胞へのダメージを受けると、がんの発生や老化の加速、抵抗力の減退、生活習慣病といったさまざまな機能障害を引き起こすのです。

抗酸化作用がある「ビタミンＡＣＥ」と心身を休めることが大切

血栓の発生や血管の錆びつきを改善するには、できるだけストレスを解消することが大切です。ストレスを感じたら、友人や家族に話を聞いてもらったり、好きなことをしたりして、自分に合ったやり方で心身をリラックスさせましょう。

また、ストレスを感じているときには、身体はいつも以上にたくさんのビタミンを必要とするので、抗酸化作用がある「ビタミンＡＣＥ」を補充するようにしましょう。

もっとも心がけたいのは、十分な睡眠をとって心身を休めることです。ストレスを予防できる生活を心がけましょう。

「幸せホルモン」で心臓病のリスクが減る

気分がいいのは、セロトニンがしっかりと分泌されている証拠

人間の身体には、ストレスによって分泌され、血管や心臓に悪影響を与えるホルモンがある一方で、「幸せホルモン」と呼ばれるものがあることをご存じでしょうか？

「幸せホルモン」と呼ばれる物質は、セロトニンです。

セロトニンは、人が健康で元気でいるために必要なホルモンであり、セロトニンが分泌されていれば「爽やか」で「快活」な気分になります。

一方で、セロトニンが不足すると、「元気がない」「気力がわかない」状態になってしまいます。気分が落ち込んでいるときは、セロトニン不足が背景にあり、セロトニン不足によって引き起こされる病気が、うつ病なのです。

ですから、抗うつ薬はセロトニンを増やす成分で構成されています。

なお、わたしは精神科医ではないので正確なことはいえませんが、あくまでも個人的な意

見としていえば、抗うつ薬はできるだけ使わないほうがいいのではないかと考えます。投薬以外の心理学的なフォローで打開できるのであれば、それに越したことはないのかもしれません。

心臓病とうつ状態はつながっている

うつ病の患者さんは、この10年で倍増しています。

うつ病は、男性よりも女性に多いことは前にお話ししました。年齢別では、厚生労働省の患者調査（平成29年）によると、男性は40代にもっとも多く、女性は40代、60代後半〜70代に多く見られます。

「心臓」と「心」は、英語で表すとどちらも「heart」であり、心臓の病気と心の病には、深い関係があるといえます。

心臓病になってしまうと、病気そのものの苦しみや不安、仕事のこと、将来のことで、多かれ少なかれ悩んでしまうものです。その結果、うつ状態になる患者さんが増加するため、心不全の患者さんの約3割にうつ症状があるともいわれています。

わたしたちのクリニックにも、うつ病、もしくは抑うつ状態（うつの手前の、明らかに気分が落ちている状態）になっている心臓病の患者さんが来院します。一般的に、心不全で入院した人の30〜40％くらいは、抑うつの状態です。

その原因は、心臓病にかかった事実を受け入れたくないという気持ち、自分の余命、今後の自分の人生設計への不安にあります。心臓がほかの臓器と異なるのは、「自分はこれからどうなってしまうのだろうか」と深刻に考えてしまうことです。

一方でうつ病の患者さんは、自律神経やホルモンバランスの乱れから、心臓疾患を発症しやすくなるのです。実際にうつ病の人が心筋梗塞となると、死亡リスクが非うつ病患者さんに比べて約6倍も高いという報告もあります。

つまり、うつ病はただ精神的に落ちているだけではなく、心臓疾患との関連が強く、死亡率を上げてしまう危険度の高い病気といえるのです。

心臓病の改善には、食事・運動・心理面のケアが大切

うつ状態の患者さんを改善する方法として、「適度な運動」があります。実際、慢性心不全の患者さんが週に１８０分の運動をすることで、抑うつのリスクを抑えるという研究データがあるのです。

最適な運動がうつ状態を改善するメカニズムのひとつとして、運動によってセロトニンが増えることがあげられます。

わたしたちが実施している心臓病患者さんに対する心臓リハビリは、このような理由からも、必須の治療法である考えています。

わたしのクリニックで行っている心臓のリハビリは、週に1回、1回のセッションで1時間行っています。運動療法や栄養指導をはじめ、いろいろなものを組み合わせていますが、大切にしているのは心理面のケアです。

「あなたは心臓病にはなりましたが、わたしたちが責任を持ってケアをするので安心してくださいね」という形です。

実際に運動を一緒に行うことで、「心臓病にはなったけれど、わたしでも大丈夫なんだ」と安心してセロトニンが増え、心を正常な状態に戻すことができているのではないかと考えています。

もし症状が変わらなかったとしても、ストレスに起因しているとわかるだけで、症状が消えることはあります。原因を探ることには意味があるのです。

ストレスがひどくなると、うつ症状になり、最終的に心臓病を引き起こすことも考えられます。ひどい状況の人には、心臓病の治療をしながら、原因になっている部分も同時にケアすることになります。

たかがストレス、されどストレス。

ストレスは、無視できない問題なのです。

なお、巻末にわたしのクリニックの「心臓リハビリ」のご案内を載せておきますので、ぜひ参考にご覧ください。

「愛情ホルモン」で心臓がよくなる

愛情ホルモン＝オキシトシンが、さまざまなストレスから心身を守ってくれる

人間の身体からは、前の項でお話しした「幸せホルモン」のセロトニン以外に、「愛情ホルモン」であるオキシトシンというものも分泌されます。

オキシトシンは、子宮や乳腺に働くホルモンの一種で、主に女性が出産したり、授乳したりするときに分泌されるものです。

また人間同士の関係性を円滑にさせたり、記憶や学習能力を高めたりするためにも重要な働きを担っているため、最近では「愛情ホルモン」と呼ばれることも多くなっています。

なお、オキシトシンは女性だけではなく、男性でも分泌されます。

オキシトシンにはストレスや不安を和らげる作用があり、オキシトシンが増加すると、外

からのストレスに対する耐性が高まります。ストレス耐性が強化されることで、免疫機能も上がるので、さまざまなストレスから心身を守れる状態にもなるのです。

オキシトシンを高める方法には、次のものがあります。

・スキンシップ（同性でもＯＫ）
・家族団らん
・家族や友達と食事をする
・感謝をする
・マッサージ
・抱擁

愛情ホルモンであるオキシトシンは、愛情を育み、お互いの信頼感を高める作用があります。人との接点を持つことが、オキシトシンが分泌される機会を増やすことにつながるのです。

人とのつながりが心身の健康、長生きにも影響する

コロナ禍によって人との接点がなくなったことで自殺者が増えたこととつながりますが、今後進んでいく高齢独居世帯をどう減らすかという問題は、国をあげてのますます重要な施策になっていくでしょう。

若いときには人と関わる生活が当たり前ですが、高齢を迎えて孤独になると、身体の悪化に影響を与えていることを痛感しています。

6章で詳しくお話ししますが、100歳以上の人（百寿者＝ひゃくじゅしゃ）は、いつまでも現役で社会と接点を持っているケースが多いというデータがあります。

ひとりで過ごすことは、思っている以上に負担がかかっているのでしょう。

人とのつながりが、とても大切だということです。

人間ではなく、ペットを相手にしているときにもオキシトシンは分泌されるので、生きている存在が身近にいることは、有効だといえるでしょう。

血管は「人とのつながり」によっても左右される

孤独は病気として扱われることも

前項で、長生きには人とのつながりが大切だというお話をしましたが、これは認知症についてもいえることです。

ある研究によれば、「社会的つながり」が多いと認知症リスクが約半分になるといわれています。つまり、人とのつながりを持っておくことは、健康で長生きするための秘訣であり、セロトニンとオキシトシンが十分にあることは、幸せな人生を生きるコツといえます。

孤独は冠動脈（心臓につながる動脈）の病気を29％、脳卒中を32％増やし、認知症を58％増やすというデータがあります。

孤独は、病気の発症を増やすだけではありません。「独居」で32％、「社会的孤立」で29％、「孤独感」で26％、死亡率が上昇するというデータもあるのです。

孤立や孤独がさまざまなや死亡を増やしていることを考えると、孤独（loneliness）は

■つながりの少なさが死亡に及ぼす影響（メタ解析）

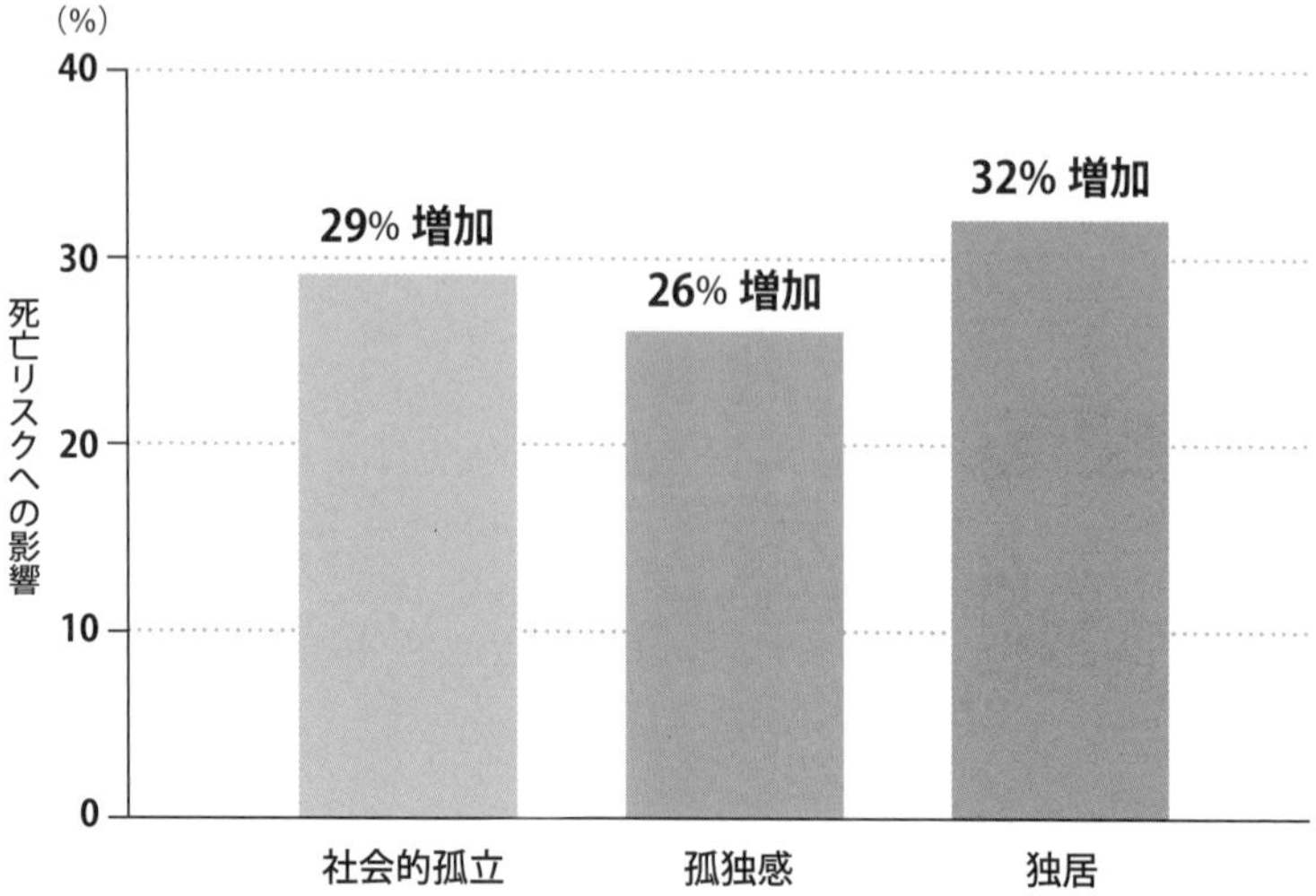

ひとつの病気といっても過言ではありません。

人とのつながりが長生きの秘訣のひとつ

孤独な人は短命で、社会的なつながりがある人は死亡率が低く長寿だということは、実際のデータでも裏付けられています。

たとえば、慢性的に孤独が続くと、ストレスホルモンであるコルチゾールが増えて、血管への炎症が起こり、さまざまな悪影響を引き起こすためと考えられているのです。

アメリカの研究者ジョン・カシオッポが『孤独の科学』（河出書房新社）という著書で、「ヒトは群れをつくる生き物で、孤立は危険を意味する。だから孤独を恐れるのは本能だ」と表現しているとおり、人は社会的に拒絶されると、身体的痛みを感じたときと同じ脳の領域が反応することがわかっています。

つまり、日常的な孤独は慢性疼痛（特定できる原因がないのに、痛みが慢性的に続く状態）と似たメカニズムで、心身に悪影響を及ぼしていると考えられるのです。

脳にとって、孤独は痛みです。

孤独を感じたストレスで炎症が生じ、冠動脈疾患や脳卒中といった血管病が増え、免疫力が低下します。

そして易感染性《いかんせんせい》（通常よりも免疫能力が低く、感染しやすい状態）になれば、肺炎などのリスクが高まります。

逆に、社会的なつながりは愛情ホルモンであるオキシトシンを増やしてくれます。オキシトシンは、炎症低下や免疫力アップといった働きで、身体を浄化し健康にしてくれるのです。

また、百寿者《ひゃくじゅしゃ》（１００歳以上の人）の性格傾向として、活動的である「外向性」、物事をきちんとこなせる「誠実性」、好奇心が旺盛な「開放性」が多いこともわかっています。

やはり、人とのつながりが長生きの秘訣のひとつともいえるでしょう。

人を批判することは、健康に悪影響を及ぼす

マイナスの言葉はストレスホルモンのコルチゾールを増やす

人を批判するようなマイナスの言葉を、つい発してしまうこともありますよね。
ところが、これが自分の健康に悪影響を与えてしまうこともあるのです。

マイナスの言葉、ネガティブな言葉を発すると、その言葉はそのまま自分の耳に返ってきて、脳に刷り込まれます。

人を批判するようなマイナスの言葉は、ストレスホルモンのコルチゾールを増やし、それが免疫力の低下につながっていくのです。

フィンランドの研究に、世間や他人に対する批判や皮肉の多い人は、認知症のリスクが3倍、死亡率が1・4倍も高いというものがあります。

これは、自分の口から出た他人の悪口が、他人を攻撃しているようでいて、じつは自分

のストレスを増やし、脳を傷つけているからだと考えられます。

さらに、人の悪口ばかり言う人は、まわりから信頼されたり尊敬されたりすることがありません。結果として、周囲との「つながり」を失い、「孤立・孤独」になって、短命の人生となってしまいます。

人を批判したり否定したりすればするほど、自分の寿命を縮めている——。

この事実を知れば、考え方や行動パターンがさまざまな病気を予防するうえで非常に大切であることがわかるのではないでしょうか。

「言霊」という言葉もあるくらいですから、マイナスの言葉は自分にも相手にもよくないということです。

できる限り、誰かを批判する言葉には注意していきたいものですね。

笑うことや感謝をすることが、血管にいい理由

笑いと感謝で、「幸せホルモン（セロトニン）」が増える

「笑うこと」が健康にいいと聞いたことがあるのではないでしょうか。

これまでに行われてきた研究で、「ポジティブな心理的要因」は長生きと関連しているのに対して、抑うつや不安、心理的苦痛といった「ネガティブな要因」は、心筋梗塞や脳卒中といった心臓や脳、血管の病気につながる可能性があることが明らかになっています。

山形大学では「ポジティブな心理的要因」のうちの「笑い」に着目した研究を実施しました。山形県の40歳以上の男女1万7152人を対象に、毎日の生活のなかで、笑う頻度と死亡率、心臓や脳、血管の病気になる確率との関連についてリサーチしたというものです。

研究のなかで、参加者に、毎日どのくらい笑う機会があるのかを尋ねた結果、「あまり笑わない人」は「笑う人」と比べて、死亡率が約2倍、心血管疾患も1・6倍に上がるという

結果になりました。

笑うことで、「幸せホルモン」のセロトニンや「愛情ホルモン」のオキシトシンが出て、副交感神経優位になり、コルチゾールのようなストレスホルモンの分泌を減らします。その結果、食後の血糖値が上がりにくい、血管の弾力性が上がる、免疫力がアップする、といったことにつながり、前記のような結果になった可能性があります。

笑うことは、もっともシンプルで効果の高い健康法であり、幸せになる方法ともいえるのではないでしょうか。「感謝」も同じです。お礼を伝えたり、感謝を何らかの形にしたり……といったことは、とにかくするべきです。

お笑い番組を見たり、好きなことをしたり、楽しいことを共有できる人たちと一緒に過ごしたりするのも、おすすめです。

さらに血管が整う生活習慣とは？

居心地のいい世界にいると、身体も血管もよくなる

本章の結びとして、「さらに」血管がよくなる感情の習慣についてお話しします。

アメリカの精神科医であるウイリアム・グラッサー博士が提唱した、脳の働きを説明する理論である「選択理論心理学」というものがあります。

選択理論心理学では、すべての人は遺伝子の指示によって、生まれながらにして5つの基本的欲求を持っていると考えます。

5つの欲求とは、身体的な欲求である生存の欲求と、心理的な欲求である愛・所属の欲求、力の欲求、自由の欲求、楽しみの欲求です。

人はこれらの欲求を満たすために行動しますが、社会生活を送るなかで、「思いのままに行動をしてもまわりから受け入れてもらえない」という悩みや問題に直面します。選択理論心理学が提唱しているのは、問題解決をするために、それまでとは違う考え方や行動を

選択することです。

この理論の重要な概念に、「上質世界」というものがあります。

上質世界とは、「自分がこうなりたい」「こうしたい」「こうしたら心地いい」という欲求を満たすものとして選択したイメージ写真のことです。

人には、それぞれの上質世界が存在します。上質世界には、一緒にいたいと思う人、所有したいもの、経験したいこと、行動の多くを支配する考えや信条で構成されており、わたしたち人間は、この上質世界にあるイメージに自分を近づけていくために、そのとき最善と思った行動をすると考えられているのです。

たとえばわたしの上質世界は、好きな「本」に囲まれて、家族がいるイメージです。一方で、飲み会や夜の遊びは好きではないので、そのようなものは入ってきません。

自分にとって居心地のいい上質世界をつくることができれば、ストレスも少なくなり、身体的にも血管にもいい影響を与えます。

穏やかな人間関係の生活を送ることで、血管病のリスクを下げられる

血管にまつわる病気の原因として大きいのはストレスであり、ストレスの最大要因は、人間関係です。ですから、人間関係を改善できれば、ストレスのない穏やかな生活を送ることができ、血管病のリスクを下げることができます。

診察をしていてよく感じるのは、人間関係のストレスで発症する血管の病気は、悩みや愚痴を聴いてくれる人がいることで改善されるだろう、ということです。

従来の心理学では、「人間の行動は外部からの刺激への反応である」と考えられてきました。「外部からの刺激への反応」というのは、「批判する」「責める」「文句を言う」「ガミガミ言う」「脅す」「罰する」「褒美で釣る」といった行動です。問題が発生したら、人は怒り、罰して強い刺激を与え、相手を自分の思い通りに動かして解決しようとします。人は相手の不足している部分に目を向けやすいので、つい自分の思う正しさを、相手に押しつけてしまいがちです。一方、相手も意に沿わないことをされればストレスと感じます。その結果、人間関係は壊れてしまうのです。

人にストレスを与えなければ、自分も受けることはない

ウイリアム・グラッサー博士は、「ストレスを相手に与えないことで、自分も相手からストレスを浴びない。すべての行動は自らの選択である」と述べています。

ストレスを与えない行動とは、「傾聴する」「支援する」「励ます」「尊敬する」「信頼する」「受容する」「意見の違いについて交渉する」といった行動です。

行動を選択できるのは自分だけ。他人に行動を選択させることはできない。だから、問題が発生したら相手を受け入れ、話し合うことで解決する。その結果、良好な人間関係を築けるというのです。これは、血管にとって非常にいい考え方でしょう。

グラッサー博士は、次の理論を提唱しています。

1　人にはそれぞれの人生観があるので、自分を基準としがちになり、まわりの人の自分とは違う点に目が向きやすい。

2　自分を基準に考えて、相手を整えてあげようという言動に陥りがちになる。

3　相手がよかれと思ってとった言動に対して、自分はいい気持ちにならない。

4　ましてや、自分が好まない相手からされると、ストレスで交感神経が刺激され、心拍数が上がってしまう。

たとえば、イヤな人が来るとドキドキするのは、交感神経の働きが強くなるからです。自分の言動を受け入れてくれる人が相手であれば、居心地がよくリラックスできるので、副交感神経が強くなり、心拍数も落ち着いて血圧が下がり、平穏な心理状態になります。

人間関係をよくすることで、自律神経のバランスが安定するので、最終的には心臓や脳、血管病の予防につながります。人間関係が心に及ぼす影響は、血管を健康に保つためにも重要だということです。

お互いが相手の上質世界を理解し、その世界を肯定的にとらえることができれば、よりよい人間関係、よりよい身体を築くことができるのではないでしょうか。

第6章

血管がよくなる、その他の生活習慣

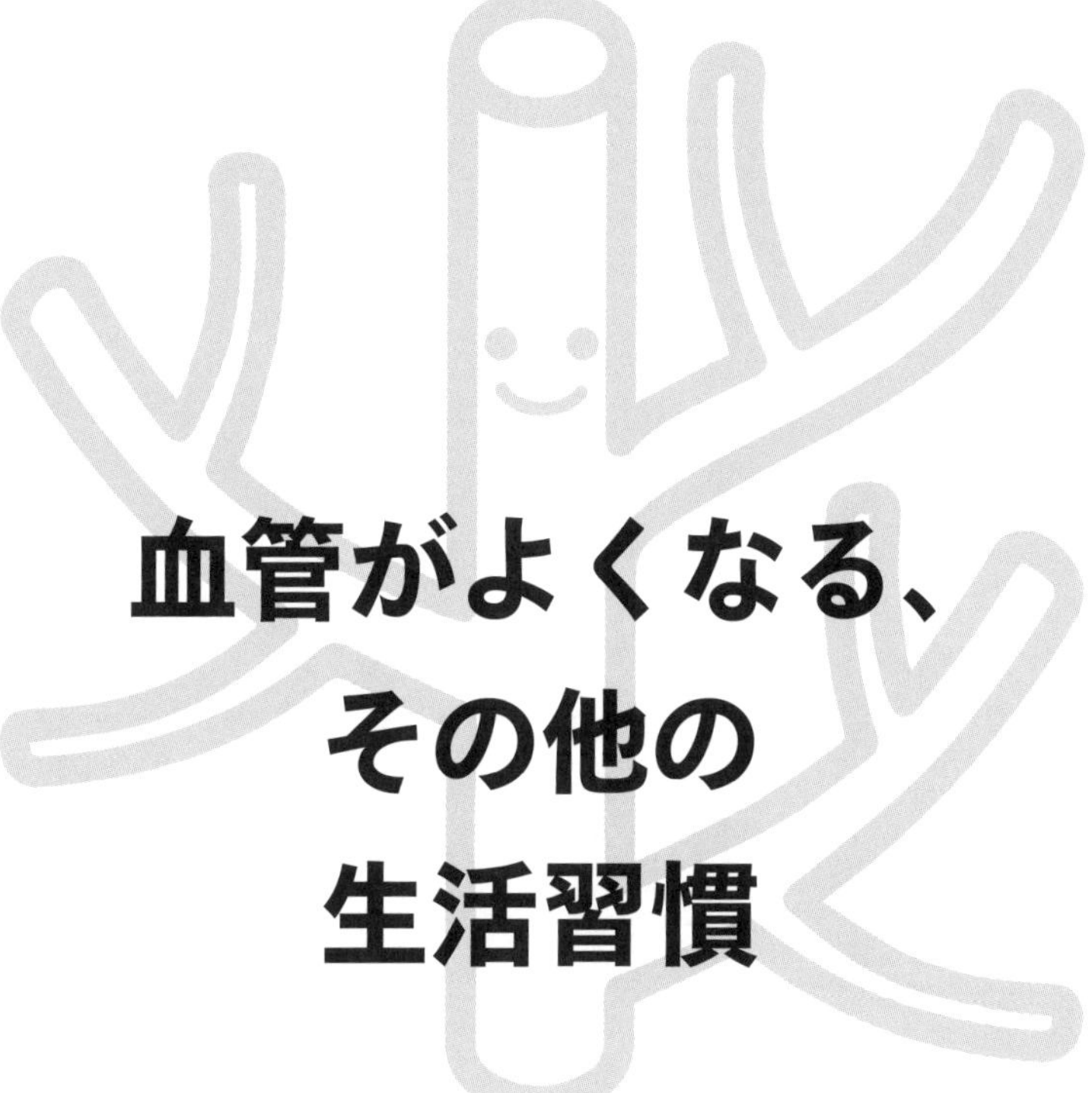

長寿者は「1日3食きちんと食べる」人が9割

生きるために必要な栄養素を摂るためには、1日3食食べること

最終章である本章では、ここまでお話ししてこなかった「血管にいい生活習慣」について説明します。

100歳以上の長寿者（百寿者：2021年は約8万人）を対象にしたある研究では「1日3食をきちんと食べる」人が9割という結果が出ました。

2食しか食べない人は、男性も女性も5〜7％程度だったとのことです。

日本糖尿病学会による『糖尿病診療ガイドライン』でも、糖尿病の予防のためには3食を規則的に食べることがよいと書かれています。1日1食や2食では、生きるために必要な栄養素すべてを摂ることが難しいということでしょう。

若い人が短期的に体重をコントロールするために食事の回数を減らすのであれば、わたしも否定はしません。わたしも仕事で忙しいときには、1日2食になってしまうこともあり

ます。でも、とくに75歳以上の後期高齢者がダイエット目的で食事の回数を減らせば、ご飯を摂るデメリット以上にご飯を食べないことによるデメリットのほうが大きいのです。

高齢者が肺炎のリスクを避けるには、食事制限をしないこと

わたしがとくに75歳以上の患者さんに糖尿病の食事指導をする際には、基本的に食事制限はしません。たしかに血糖値を下げるために炭水化物を減らすことが正解なのですが、減らしたことによってカロリー不足になったという落とし穴にはまる人のほうが多いからです。

血糖値が少々上がっただけなら、ある程度は薬で下げられます。年齢に見合った血糖値のコントロール方法があり、60歳の人と80歳の人とでは目標設定が違ってきます。たとえば平均寿命を85歳と考えれば、80歳の人はあと5年を考えることになりますが、60歳の人の場合は、残り25年あるので、もう少し血糖値の管理を厳しくします。

さらに、80歳以上になれば、肺炎のリスクを考える必要も出てきます。

日本人の肺炎による死亡率は、全体では第４位なのですが、80歳以上に限定すれば１位となっていて、がんや糖尿病にともなう合併症で亡くなる人よりも多いのです。

ですから、高齢者に対しては、感染症にかからないよう管理しなければなりません。感染症に対して抵抗力を持つためには、やはり基本である食事、運動が必要だということです。

80歳の人に食事制限をして、栄養不良で免疫が落ちて肺炎で亡くなってしまったとしたら、本末転倒ですね。

ですから、きちんと食事を摂るようにとお伝えしているのです。

なお、百寿者を対象にした研究によれば、3日間の食事900食のうち約9割の食事で卵・豆腐といった「タンパク質」をしっかりと摂取していたそうです。

納豆もいいですね。タンパク質が不足すると、筋力が落ちる、歩けなくなる、免疫力が落ちる、感染症に弱くなるといった弊害がかなり多くなるので、高齢の方はしっかりと食事を摂るようにしましょう。

「誰かと一緒に・おいしい食事を摂ること」が大切

さらにこの研究では、元気な100歳以上の方に食事のときは誰かと食卓を囲んでいるか聞いたところ、「ほとんど誰かと一緒に食べている」が70％、「時々ひとりで食べることもあるが、誰かと食べることが多い」が11％だったそうです。つまり、８割以上が誰かと一緒に食事を摂っていて、家族や友人と会話をしながら食事を楽しんでいるとのことです。

また、元気な１００歳以上の方に「長寿の秘訣」を聞いたところ、５割以上の方が「食」をあげたそうです。なかには、「お肉料理が大好きでよく食べる」といったように、好きなものを食べることが秘訣、という回答もありました。

食事をみんなでおいしく食べるのかがいかに大切であるか、わかりますね。

入浴で、脳卒中、心筋梗塞になるリスクが減る

適温による入浴は血管拡張作用があり、脳卒中や心筋梗塞になるリスクが減るという報告がある

２０２０年に発表された日本人に対する研究で、入浴回数が「週2回以下」のグループと比較して、「ほとんど毎日」のグループでは、狭心症や心筋梗塞といった虚血性心疾患の発症リスクが35％も低下し、脳卒中の発症リスクは26％も低いという結果が出ました。

入浴は、お湯に浸かることで、体温の上昇や血管の拡張、心臓の収縮力や循環血液量の増加といったものを引き起こします。そして、運動をするのと同じような作用が働き、循環器の病気が発症するリスクが低下する可能性が考えられます。日本人は世界的に見ても長寿であるといわれますが、この入浴の文化が長寿に影響を与えている可能性もあるのです。

最近の医学会の話題のひとつに、低温サウナがあります。「低温のサウナが心不全によ

■ 入浴回数と脳卒中や心筋梗塞の発症率との関係

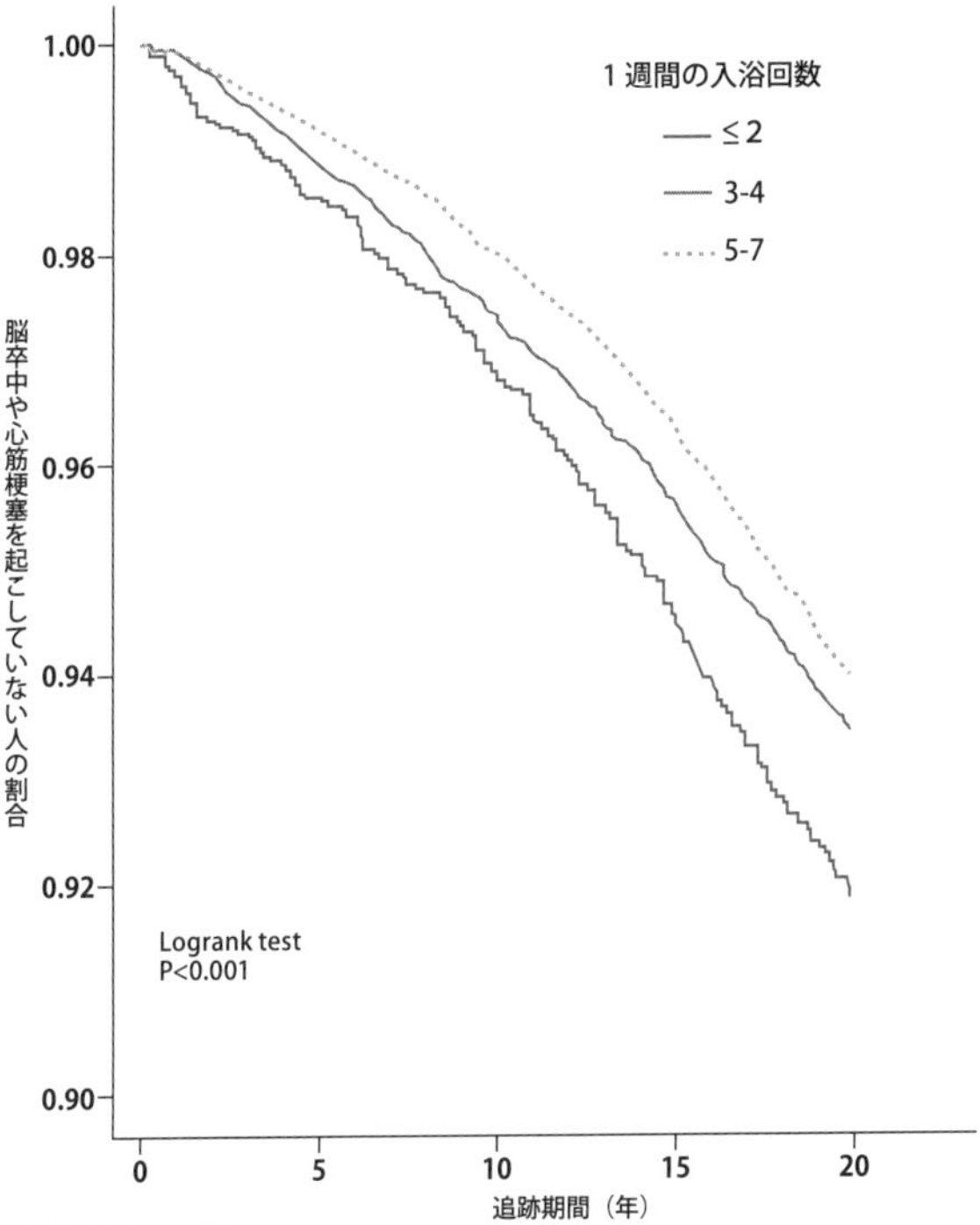

出典：UKai T. 2020

い」ということで、心不全治療に用いられ始めているのです。

低温サウナによる治療に、元鹿児島大学医学部教授の鄭忠和（チョン・チュンファ）先生が創始者である和温療法というものがあり、温熱による血管拡張作用を利用した慢性心不全の治療法として、2020年に保険適用されました。

具体的には、60℃に設定した遠赤外線乾式の和温療法器で15分間のサウナ浴を実施して、その後ベッドで30分間の安静保温を行うことで、心不全症状の改善を得るというものです。

低温のサウナで優しく身体を温めることによって、全身の毛細血管を拡張させ、血流が改善することで、心不全患者の弱った心臓であっても身体中にスムーズに血液を行き渡らせることができ、心不全にともなうさまざまな症状が改善すると考えられています。

高血圧がある人の入浴は、ヒートショックなどにも注意が必要

ただし、入浴にはメリットもありますが、デメリットも存在します。

軽度の高血圧の人なら通常の入浴は問題ありませんが、不安定狭心症といった心臓の病気やコントロールされていない高血圧がある人は、これらの病気を悪化するリスクがあるのです。

とくに、寒い時期の入浴時に発生する急激な温度差により、ヒートショックが起こる可能性があります。リビングと脱衣所は一般的に寒暖差があり、暖房の入っているリビングから暖房の入っていない脱衣室で服を脱ぐことで、身体は冷たい空気に晒されます。そうすると、交感神経が強く刺激され、血圧が急上昇して、心臓に強い負担がかかったり、脳卒中を引き起こしたりすることがあるのです。

また、浴槽に浸かると心地いいのですが、入浴直後は40℃以上のお湯に浸かるため血圧

■ 浴室温の違いによる入浴時の血圧変動

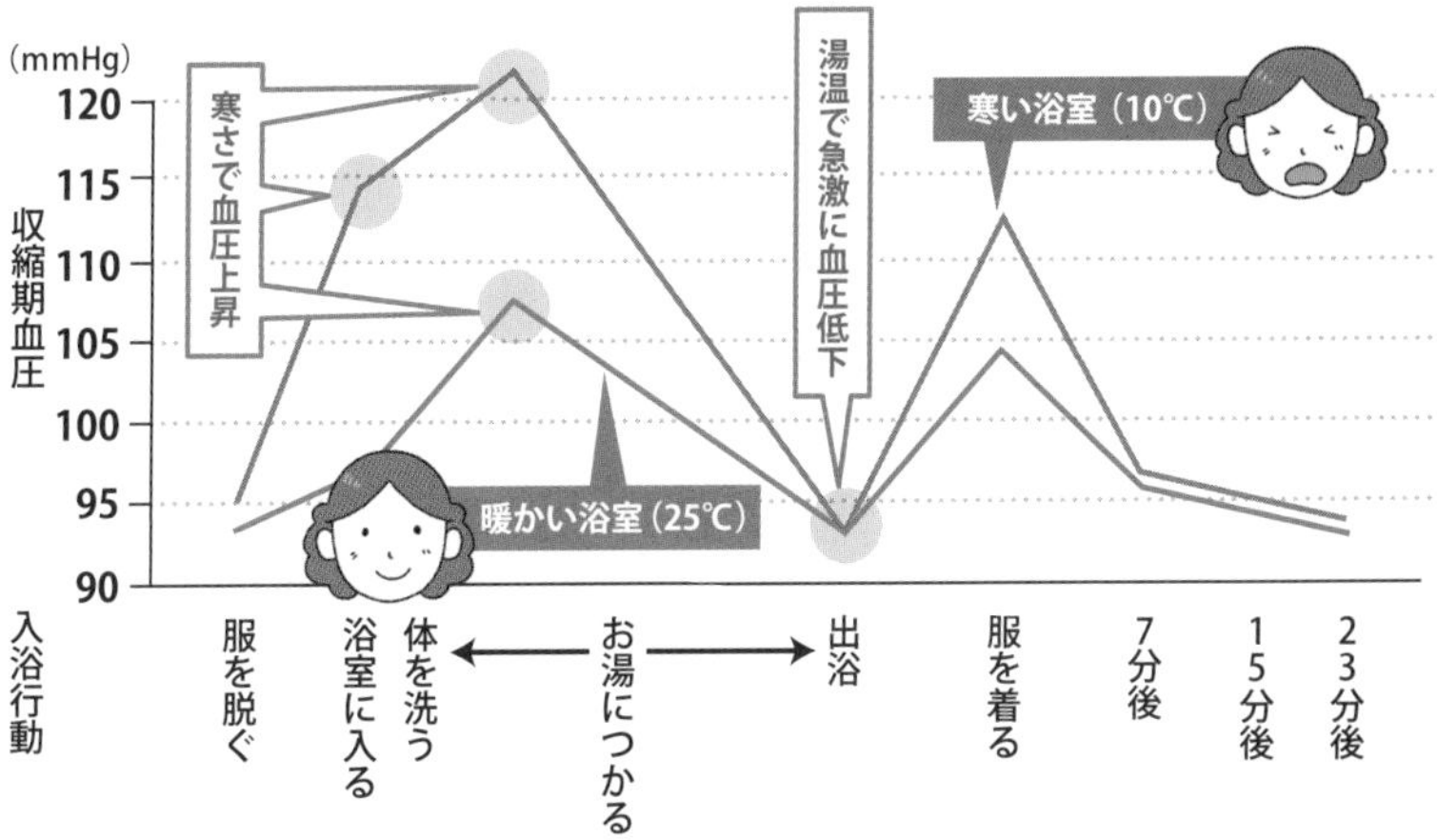

出典：kanda.et al.,k.Effects of the thermal Conditions of the Dressing Room and Bathroom on physiological during Bathing

は急上昇します。その後体温が上昇していくことで血管が拡張し、徐々に血圧は低下します。そして、浴室を出て脱衣所に出ると、また寒暖差で再度血圧が上昇するということになります。図の通り、入浴はその前後で血圧の乱高下が発生する日常動作であることを理解しておく必要があるでしょう。

お風呂での事故を避けるために、予防策をしっかりと行おう

ヒートショックに関連する主な病気には、心筋梗塞や脳梗塞、脳出血があります。激しい血圧変動がありますので、高齢者や生活習慣病のある人は要注意です。

とくに糖尿病の人は、神経障害によって血圧が不安定であることが多く、浴槽から出ようと立ち上がったときに血圧がストンと下がりやすいのです。また、高血圧や脂質異常症の人は、動脈硬化が進んでいるので、血圧が変動しやすいといえます。

入浴中に血圧の変動から意識を失ってしまい、浴槽の水を吸い込んで溺死することはよくあることです。身体が温まって血液の粘稠度が上がってしまい、脳卒中や心筋梗塞を起こしてしまうことも原因と考えられます。

知識があれば予防できるので、次の予防策をしっかりと行いましょう。

1　脱衣所や浴室、トイレへの暖房器具の設置、断熱の実施

脱衣所には暖房器具がなく、寒いことが多いので、そこで裸になるとなお寒くなって血圧が上昇してしまいます。

2　お湯の温度は41℃まで

お湯が熱すぎると、入浴直後の血圧上昇を激しくします。

また、脱水状態に陥り、血液が濃縮されやすくなります。適切なお湯の温度は、体温＋

3〜4℃、つまり40〜41℃まで。42℃にするのは控えましょう。

3　飲酒後の入浴はしない

アルコールには血圧を下げる作用があります。アルコールの入った状態で入浴すれば、さらに血圧の低下を起こしかねません。また、アルコールには利尿作用があるため、入浴による発汗と相まって脱水状態になり、脳梗塞のリスクが高まります。飲酒後の入浴は自殺行為といえるでしょう。

4　入浴時にはひとりにならない

入浴中に意識を失い、水を吸い込んで溺れないように、家族に声かけしましょう。家族も5分おきに確認するのがおすすめです。長時間の入浴は避けるほか、溺れないように、お湯の張り方を控えめにするのも必要です。

高齢になったら、熱いサウナから水風呂に入るのをやめる

ヒートショックは、サウナから水風呂に入ることでも起こります。

熱いサウナから水風呂に入ると、水風呂の寒冷刺激によって血管が急激に収縮。血圧は50㎜Hg以上急上昇し、脳卒中や心筋梗塞だけでなく、致命的な不整脈が発生することもあるのです。

若い人なら、サウナから水風呂に入っても血圧は140～150㎜Hgで落ち着きます。走れば180㎜Hgくらいまで血圧が上がるので、血管が柔軟な若い人なら、耐えられるのかもしれません。

でも同じようなことを、高齢で血管が固くなり、通常の血圧が140～150㎜Hgと高い人が行うのは非常に危険です。仮に200㎜Hgまで上昇した場合、血管が脆くなっている高齢の人と、まだ血管に柔軟性のある若い人とでは、意味がまったく違ってきます。

物足りなさはあるとは思いますが、高齢になったら、低温サウナを利用しましょう。入浴にしても、サウナにしても、効果があるのは間違いありません。

入浴やサウナの効果を十二分に享受するために、適切な入浴をおすすめします。

トイレは、脳血管系の発作が起きやすい場所

トイレを我慢したり、いきみすぎたりすると、血圧上昇をきたす

わたしが研修医だった頃の教科書には、すきま風が入るような昔の木造住宅で、冬の朝方に便意を感じて暖かいお布団からトイレへ行き、冷たい便座に座った瞬間に狭心症の発作を起こす、といったことが解説されていました。

温度の変化は、心臓にとても負荷がかかるということです。

そもそも便意を我慢すること自体がストレスであり、ストレス物質であるコルチゾールが分泌されて、血圧が上昇します。そのタイミングで冷たい便座に座ることでさらに血圧が上がり、いきむとなおさら血圧を上げてしまいます。

いきむことは、便秘も少なからず影響しています。便秘は女性に多いのですが、朝方の発作は女性によく見られるというデータがあるのです。ストレスにともなう狭心発作を異

型狭心症といいますが、これは動脈硬化によるものとは異なり、血管が一時的に狭くなってしばらくすると広がるもので、どちらかといえば女性に見られます。

ともあれ、冬の朝方のトイレは、入浴と同様に、急激な温度変化によってヒートショックを起こす可能性があります。冬の夜中や早朝にトイレに行くことは、極端な温度差で血圧を上昇させてしまうため、暖かくする工夫が必要です。

冬の寒い朝、冷たい便座に座った瞬間に胸痛が起こるのは、症例としてよくあることです。最近は住居環境が整ってきており、トイレでの狭心症発作は減ってきてはいますが、寒暖差がないようにすること、暖かくしてトイレに行くこと、便座カバーをして冷たい便座に直接触れないような配慮をすること、いきみすぎないように注意をすること、といった対策が必要であることを知っておきましょう。

タバコ、お酒の飲みすぎなどは血管を傷めつける

タバコには血管に有害な化学物質がいくつも含まれている

タバコが健康に悪影響を与えることに、異論を唱える人はいないでしょう。実際、タバコの煙のなかには約4000種類以上の化学物質が含まれていて、そのうち200種類以上が有害物質とされています。

代表的な有害物質にはニコチンや一酸化炭素、タールといったものがあり、これらの有害物質が肺から血液のなかに入り込んで身体の隅々まで到達し、さまざまな悪影響を引き起こすのです。

ニコチンの急性作用として、心拍数を増加させ、血圧を上昇させることが知られています。つまりニコチンは、心拍数と心収縮力のどちらも上昇させて、心臓に負担をかけるのです。一酸化炭素は血管内皮を損傷して動脈硬化を促進し、心筋梗塞や脳梗塞などを引き起こします。

タバコは血管を傷めつける存在だということです。

お酒は一時的に血圧を下げるが、その後「モーニングサージ」に注意

お酒も、血管にとって悪影響を与えかねないものです。

とくに高血圧の人の場合、飲みすぎた翌朝に血圧が上昇し、脳卒中や不整脈といった命に関わる状況が起こるリスクが高まります。

アルコールを飲むと、酔っているときには血管が広がって一時的に血圧は下がりますが、酔いが醒める明け方に血圧が急上昇します。これを、「モーニングサージ」といいます。モーニングサージは、飲酒後に血圧が下がって腎臓からナトリウム排泄が減り、交感神経が高ぶることで、睡眠時無呼吸が起こるといったことから起きることが考えられます。

明け方に突然脳卒中で亡くなる高齢者が多いのですが、朝の4～5時にはいろいろなホルモンが出るうえ、お酒をよく飲むことでさらに血圧が上がってしまうためです。

血圧の薬は1日1回、朝に服用するイメージがあると思うのですが、飲んでから約20時間後の朝4～5時くらいにちょうど薬が切れます。モーニングサージがあるので手間では

ありますが、夕方にももう1回、合計2回服用したほうがいいでしょう。

ただ、忘れる人も多く、夜はお酒を飲む分、1日2回服用できない人も多く見られます。

これは、診療をするなかでも難しい点のひとつです。

お酒のあとの入浴は危険なので、注意しよう

そもそもアルコールを飲んだときに動悸がするのは、アルコールで血圧が低下することによる作用と、アルコールを解毒することによる反応によるものです。

ですから、高血圧などの基礎疾患がある人は、動悸が起きるほどのアルコール摂取は控えたほうがいいでしょう。

とくに高齢者の場合、心臓に負担がかかり、心房細動のような不整脈を引き起こしかねないため、飲酒量には一層の配慮が必要です。

また、高血圧の人は、お酒を飲んだあとの入浴にも注意が必要です。

飲酒によって血圧が下がった状態で、42℃以上の熱いお湯に浸かると、さらに血圧が下がり、立てなくなったり、湯船のなかで意識を失ったりするようなことにつながるのです。

お酒を飲んだあとの入浴における事故を防ぐには、お酒を飲んだ日はお湯に浸からずシャワーで済ませること。

お湯に浸かる場合は、入浴前にコップ1杯のお水を飲むようにしましょう。

これは、入浴中に汗をかくと血液が濃くなるためです。

また、40℃以下のぬるめのお湯に5分以内、と心得ておいてくださいね。

受動喫煙でも、虚血性心疾患、脳卒中、肺がんなどで多くの人が亡くなっている

紙巻きタバコも加熱式タバコも、受動喫煙のリスクがあると考えよう

国際がん研究機関（IARC）の発がんリスク評価では、タバコが「ヒトにおいて発が

■ 受動喫煙による日本の年間死亡者数

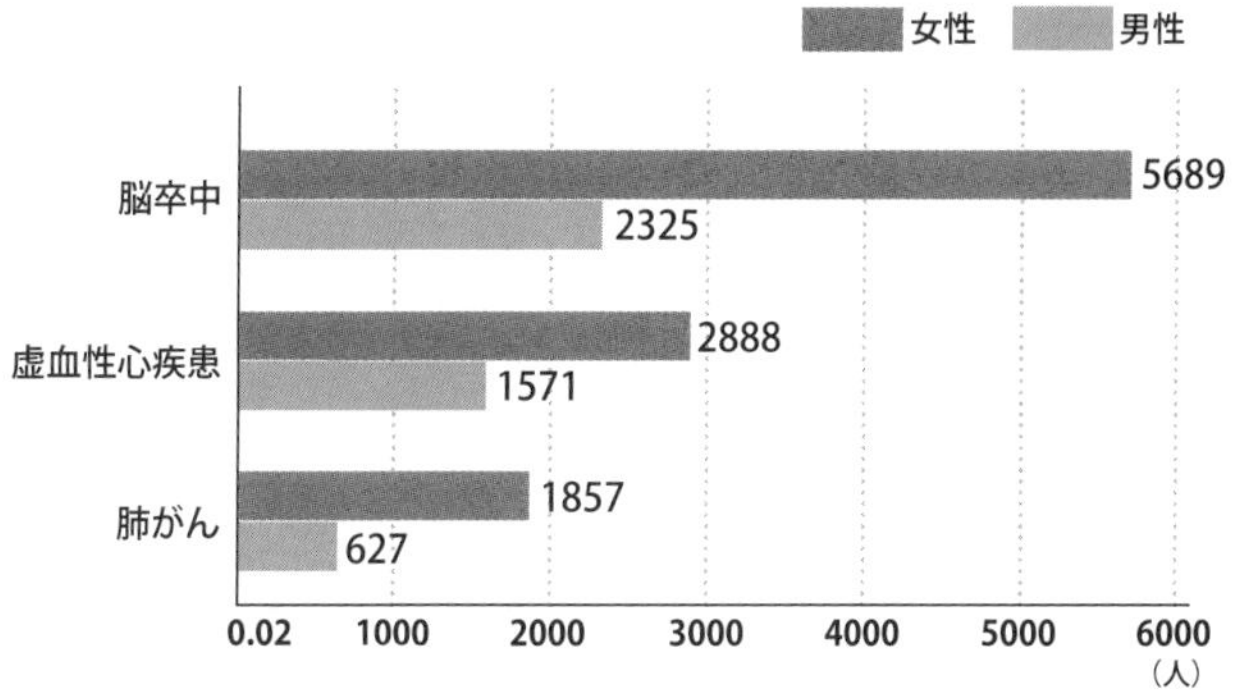

出典：厚生労働省科学研究費補助金　疾病・障害対策研究分野　循環器疾患・糖尿病等生活習慣病対策総合研究事業「たばこ対策の健康影響および経済影響の包括的評価に関する研究」平成27年度報告書

ん性の十分な証拠がある」というグループ１に分類されています。主流煙（喫煙者が自ら吸い込む煙）による健康被害があることについては、議論の余地はありませんが、受動喫煙についてはどうでしょうか？

受動喫煙も、肺がんのリスクが20～30％上昇することが明らかになっているほか、心筋梗塞や脳卒中、喘息との関連も報告されています。また、国立がん研究センターの研究によると、日本では毎年１万５０００人もの人が受動喫煙によって命を落としているとのことです。これは、喫煙者の数は含まれていない数字です。受動喫煙によって、多くの人が亡くなっているという事実は、驚くべきことでしょう。

加熱式タバコと受動喫煙との関連については、加熱式タバコがはじめて発売されたのが２０１４年なので、現段階で健康への影響を予測することは難しいでしょう。

発売会社は、「加熱式タバコは紙巻タバコに比べて健康被害が少ない」と宣伝していますが、加熱式たばこの主流煙にも、ニコチンや発がん性物質などの有害物質が含まれていることが明らかになっています。ですから、「害がない」と証明されない限りは、紙巻タバコと同様に扱うべきであると考えます。

タバコは糖尿病発症を40％増やす

タバコが、がんや循環器の病気の引き金となることは、よく知られています。また、喫煙者は非喫煙者と比べて2型糖尿病を発症するリスクが38％高くなり、1日に吸うたばこの本数が増えるほど、発症リスクも高くなることもわかっています。

どうして喫煙によって糖尿病を発症するリスクが高くなるかのメカニズムはよくわかっていませんが、タバコがインスリンの効き目を下げてしまうことやニコチンによる炎症・酸化ストレス、喫煙にともなう不健康な生活習慣といったものが、2型糖尿病の発症に関係していると考えられています。

糖尿病を予防する観点では、10年以上の禁煙によって糖尿病の発症リスクが非喫煙者と同程度まで低下することが報告されています。

■喫煙歴と糖尿病発症リスクの関係

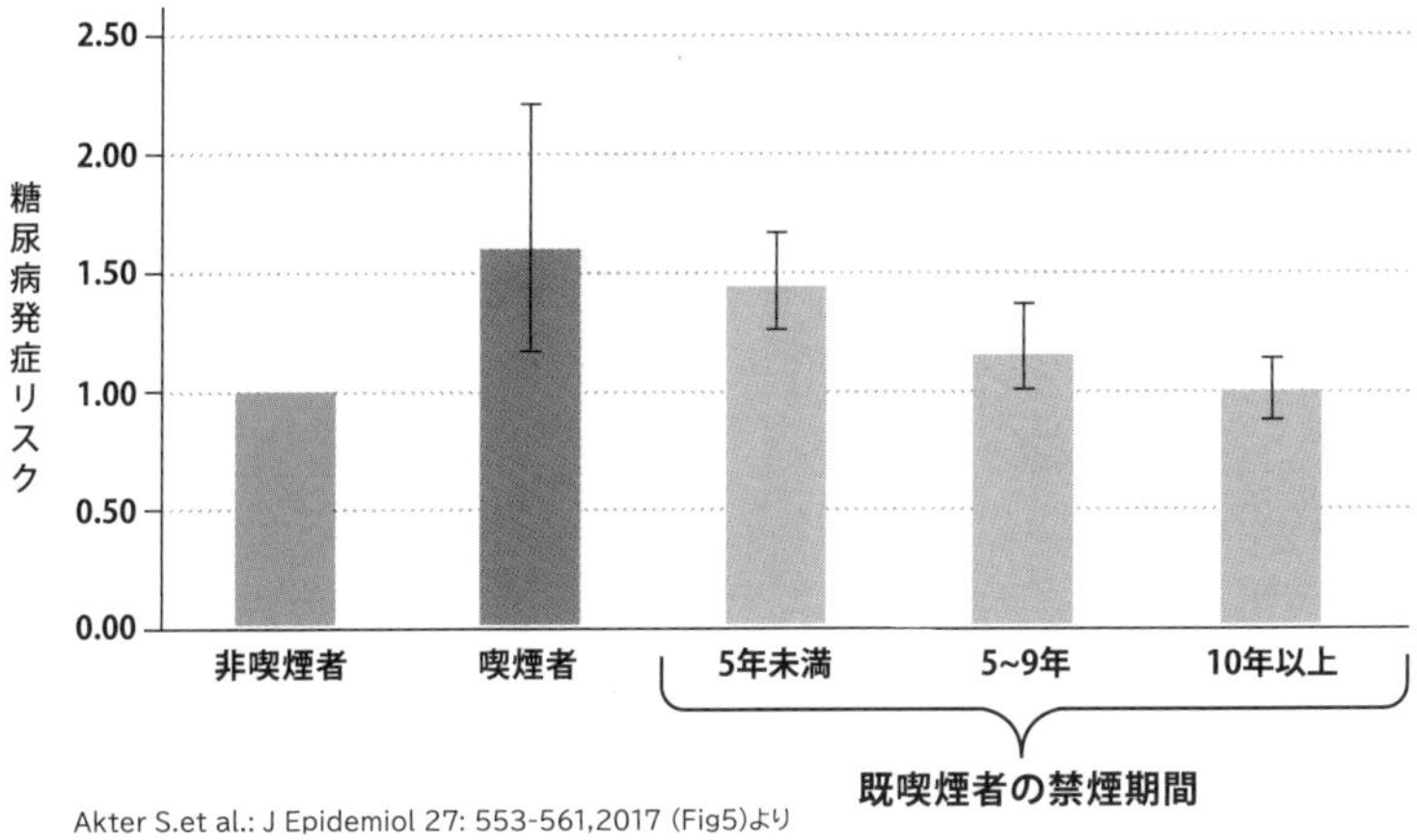

Akter S.et al.: J Epidemiol 27: 553-561,2017 (Fig5)より

糖尿病を発症するリスクは、受動喫煙でも上がることがわかっています。

たとえば夫が1日あたりに吸うタバコの本数が多いほど、妻の糖尿病発症リスクは高くなることが証明されています。夫が1日に40本以上タバコを吸っている場合、妻の糖尿病発症リスクが1・34倍に上昇するとのことです。

禁煙をするなら、1日でも早く

次ページ上図を見ると、①喫煙したことのない人、②以前喫煙していて現在は禁煙している人、③以前からずっと喫煙を続けている人の3グループを比較すると、喫煙を続けている人はアルツハイマー病、血管性認知症ともに3倍近くリスクが高いことがわかります。逆に考えれば、禁煙することでリスクが下がるというこ

■ 持続喫煙は認知症の危険因子（久山町研究より）

禁煙するとリスクが下がる可能性がある

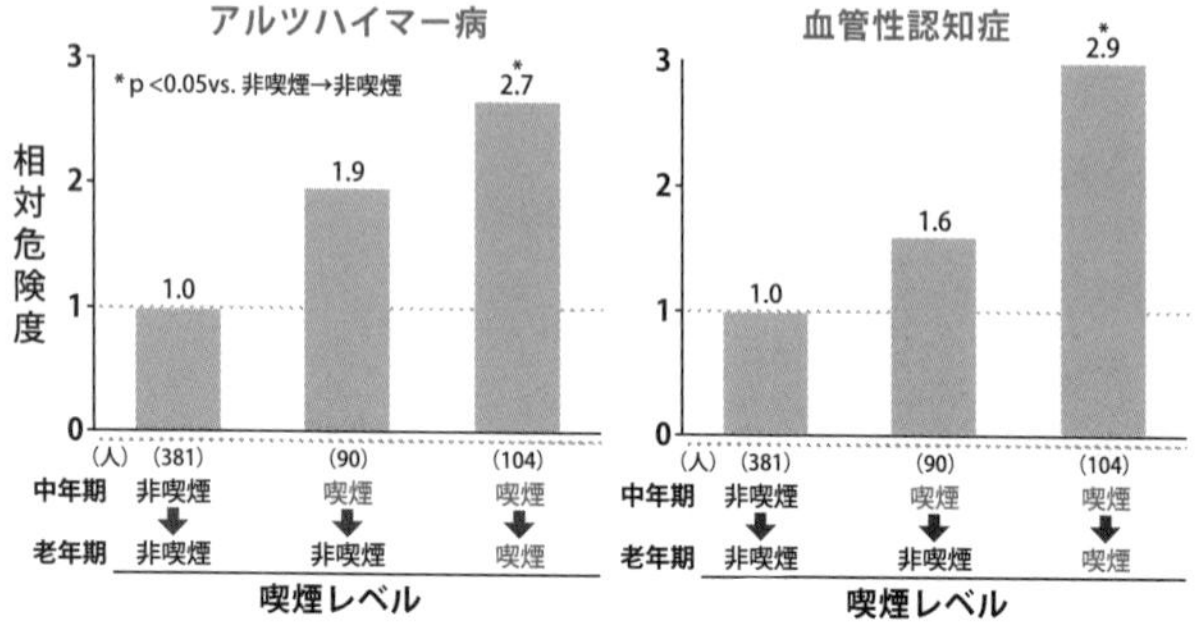

久山町男女575人、65-84歳、1973-2003年、多変量調整
調整因子：年齢、性、学歴、高血圧、降圧薬服用、心電図異常、糖代謝異常、肥満度、血清総コレステロール、脳卒中既往歴、飲酒

Ohara T,J Am Geriatr Soc 2015 より改変

■ 全年齢層ですでに喫煙関連の健康問題が生じている人にもたらされるメリット。それでも禁煙のメリットはある

禁煙の時期	喫煙を続けている人と比較したメリット
30歳頃	寿命が約10年長くなる
40歳頃	寿命が約9年長くなる
50歳頃	寿命が約6年長くなる
60歳頃	寿命が約3年長くなる
生命に関わる疾患の発症後	心臓発作の発症後に禁煙すれば、次の心臓発作が起きる可能性を50%低下させるなど、迅速な効果がある

とです。

　禁煙することで、短期的にも長期的にもあらゆる健康被害のリスクを軽減できます。禁煙をしてから10年後には、肺がんのリスクが喫煙者に比べて約半分に低下し、また喫煙者は生涯たばこを吸わない人より10年ほど余命が短くなるという報告もあります。35歳より前

に禁煙すれば、たばこによる死亡リスクの増加を回避できるともいわれているのです。

「今日が、これからの人生のなかで一番若い日」であり、早く禁煙した分効果があります。

もちろん、タバコを吸っていた歴史は身体に残ってしまいますが、1日でも早くやめられれば、それだけの恩恵があるはずです。

アルコールは少量であればOK？

アルコールは少量であれば、脳梗塞や心筋梗塞のリスクを下げるといわれている

アルコールを少量（1日10〜20g：ワイン1〜2杯）飲む人は、心疾患や脳梗塞といった病気のリスクがもっとも低いといわれています。これは、死亡率と1日の飲酒量をグラフにしたときにJ型のカーブになるため、「Jカーブ効果」といわれているのです。当然な

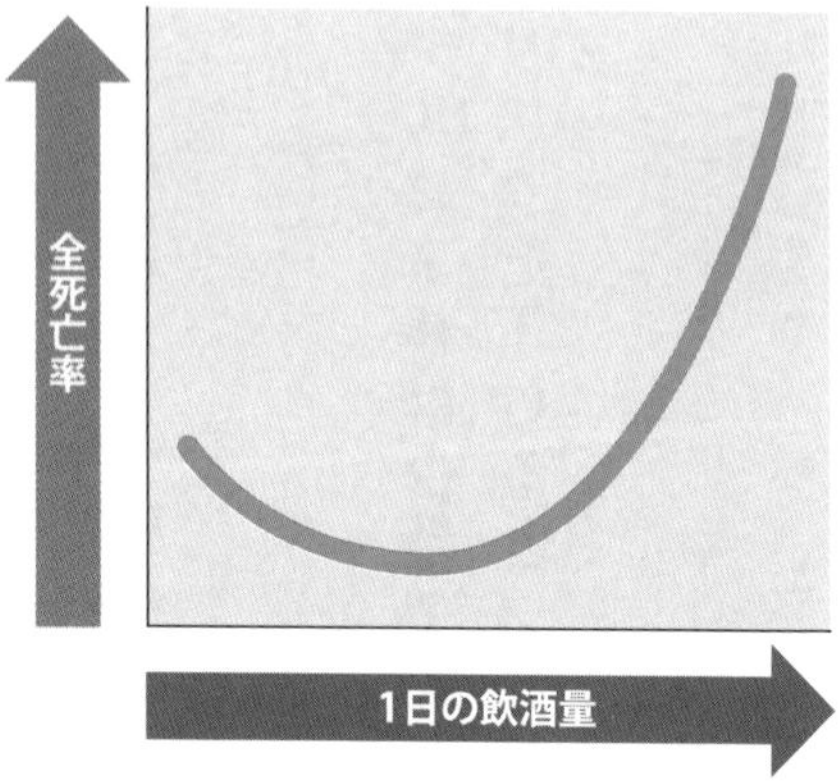

がら、アルコール量が増加すれば死亡率は上昇します。

ただし、遺伝的にがんのリスクの高い人は少量でもリスクが高くなるため、控えたほうがいいでしょう。とくに乳がんについては、少量でもリスクを上げる可能性があります。遺伝的にリスクの高い人は、アルコールを最小限にするのが理想的です。

２０１８年8月に、世界的に評価の高い医学雑誌のひとつである『ランセット』に掲載された論文（Lancet. 2018;392:1015-35.）によれば、「基本的に飲酒量はゼロがいい」とのことでした。

この論文でも、虚血性心疾患（心筋梗塞など）については「少量の飲酒で発症リスクが下がる」という結果が出ており、Ｊカーブが確認されています。

一方で、少量でも飲酒量が増えればがん、結核といったほかの疾患のリスクが高まっていくので、心疾患などの予防効果が相殺されるのです。つまり、健康への悪影響を最小化するアルコールの消費レベルは「ゼロ」ということになります。

■アルコール消費量とアルコール関連疾患のリスクの関係

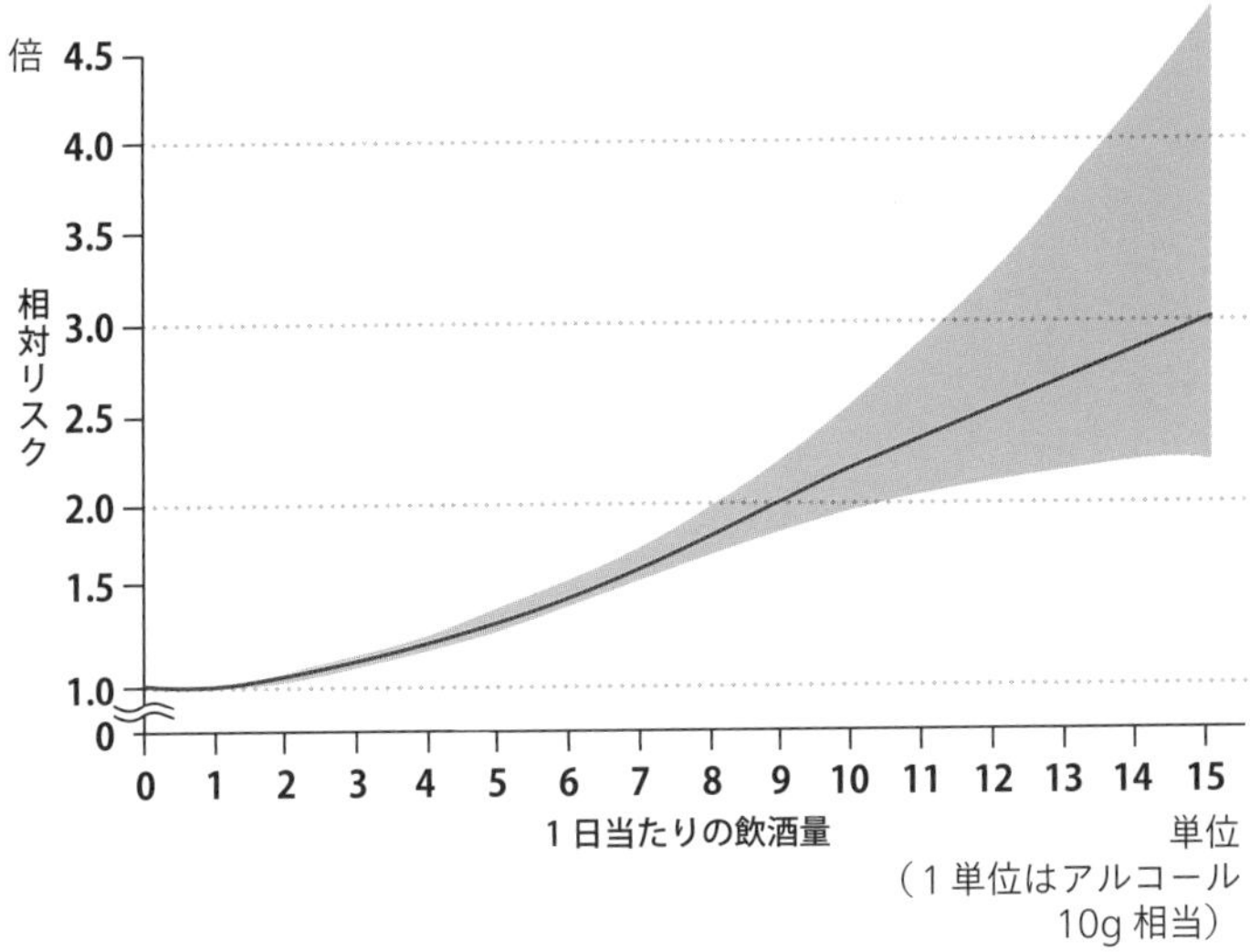

少量の飲酒が心疾患などのリスクを減らすことは、アメリカ心臓協会(American Heart Association) でも認められています。だからといって、飲まない人に飲酒を推奨しているわけではありません。また「健康日本21」においても、「飲酒習慣のない人に対してこの量の飲酒を推奨するものではない」と明記されています。

話をまとめると、できることなら酒量はゼロのほうが望ましいものの、1日10～20g程度の日本酒半合、ワイン1杯程度までの飲酒であれば、リスクはさほど上昇しないと考えられます。

量を意識して楽しむようにしましょう。

理想の睡眠時間は7時間

睡眠不足で血糖値を上げないための理想の睡眠時間は、7時間

睡眠時間は、健康のみならず、血管にも影響をもたらします。

イギリスの研究で、睡眠時間が6時間を切ると身体のなかの炎症物質が増えて、動脈硬化が進み、その結果心筋梗塞になるリスクが高くなることがわかってきています。また、睡眠が短ければ自律神経が安定化する時間も短くなるために、心房細動といった不整脈を増やし、死亡率が増加することにもつながるのです。

睡眠の問題を早期に発見し、適切に対処することで、多くの生活習慣病の発症や重症化の予防になることが考えられます。

では、理想の睡眠時間はどれくらいなのでしょうか?

たとえば厚生労働省の「睡眠指針」では、「健康な人の睡眠時間は加齢とともに自然と減る」としたうえで、適切な睡眠時間を25歳で約7時間、45歳で約6・5時間、65歳で約6時

間としています。また、アメリカの大学の発表によると、糖尿病患者がもっとも少なかったのは7時間睡眠の人たちで、5時間以下の睡眠では発症率が2・6倍に、さらに8時間以上の睡眠では3・6倍に跳ね上がることが報告されています。高血圧、2型糖尿病の患者さんで、睡眠時間が6時間未満の人は、心臓疾患で死亡するリスクが2倍程度高いともいわれているのです。

中年以降の長すぎる睡眠は、記憶力と意志決定能力を低下させ、心疾患やうつ症状の発症頻度も増加させるという研究データもあります。厚生労働省の「健康づくりのための睡眠指針2014」でも、9時間以上寝床にいる人は中途覚醒を起こし、血流を悪化させてしまう可能性が高いと触れられています。

これまでの生活習慣病と睡眠時間に関する研究から、極端に短い睡眠時間や長い睡眠時間の人と比べて、およそ7時間前後の睡眠時間の人が生活習慣病に至る危険性が少ないことが示唆されています。やはり、7時間くらいが適切でしょう。

動脈硬化が進んでしまう「睡眠時無呼吸症候群」をケアしよう

睡眠時無呼吸症候群は、突然死や生存率の低下をもたらす可能性も

睡眠時無呼吸症候群（ＳＡＳ）は、文字通り寝ている間に何回も呼吸が止まる病気です。２００３年の山陽新幹線の運転士の居眠りでにわかに注目され、広く知られるようになりました。当初はいびきをかく人、日中に眠気がある、という程度の認識でしたが、調査によって高血圧症や脳卒中、狭心症、心筋梗塞といった循環器病と密接な関係があることがわかっています。

患者数は日本で約３００万人いると推定されており、成人男性の約10％近くを占めています。なかでも、働き盛りの40～50歳男性が全体の半数に及びます。

睡眠時無呼吸症候群は、睡眠時の低酸素状態が長く続き、それが繰り返されることで、血

■ 睡眠時無呼吸症候群（SAS）患者は循環器病を合併しやすい

SAS患者の合併リスク（健常者と比べて）	
高血圧症	約２倍
狭心症・心筋梗塞	2~3倍
慢性心不全	約２倍
不整脈	2~4倍
脳卒中	約４倍
糖尿病	2~3倍

循環器領域における睡眠呼吸障害の診断・治療に関するガイドライン（循環器病の診断と治療に関するガイドライン 2008-2009 合同研究班報告）,Circ J74（Suppl. ll）,963-1084,2010.

管に炎症を起こし、動脈硬化を進展させてしまいます。動脈硬化が進行すると、血管につながっているさまざまな臓器に疾患をもたらします。具体的には、心筋梗塞や狭心症といった心臓疾患、脳梗塞、脳卒中、くも膜下出血といった脳血管の病気、血管が裂けて出血する動脈解離、慢性腎臓病などです。

なお、睡眠時無呼吸症候群の人は、就寝中、低酸素状態に陥って心臓に負担がかかり、突然死するケースが少なくありません。また、治療せずに放置すると、治療した人と比べて８年後生存率は約60％にまで低下してしまうのです。

実際に、罹患している人の50％は高血圧を持ち、就寝中に何らかの不整脈がその約50％に見られます。心房細動や心室頻拍のような悪性度の高い不整脈が多いのも、特徴といえます。その結果、深夜0時～午前6時に心臓が原因の突然死をきたすリスクは、健康な人の約2・6倍も高いといわれているのです。

1日のうち、約3分の1は寝ている時間です。人生の3分の1の過ごし方に注意を払い、しっかりケアしていきましょう。

「食後の眠気」は血糖値スパイク後の血糖低下で脳が働けなくなっているサイン

食事をしたあとで、眠気を感じる人は多いのではないでしょうか。
実際にわたしも、眠気について質問を受けることが多いのです。
なぜ食後に眠くなるのかというと、食事を摂ることで血糖値が急激に上がり、その直後には急速に血糖値が下がるためです。この血糖値の乱高下を「血糖値スパイク」ということは、すでにお話ししましたね。

血糖値スパイクが起こると脳に流れる血液の血糖値も低下するため、脳が働けなくなります。そして脳が小休止し、それが「眠気」という症状となってあらわれます。血糖値の上下運動にともなって、変化に身体がついていけなくなり、眠くなってしまう、ということです。

人の脳の重量は、体重のわずか2％しかないのですが、じつは脳は、大量のエネルギーを消費するのですが、その割合は、身体全体で消費するエネルギーの20％にも及ぶのです。まさに脳は、「エネルギーの大飯食い」ですね。

さらに、脳は偏食家（美食家）でもあります。ほかの臓器はタンパク質や脂質も栄養源にできるのですが、脳はブドウ糖しか栄養源にできません。したがって、血糖値が下がる、つまり、血液中のブドウ糖が少なくなると、脳は働けなくなり、その結果、眠くなってしまいます。

これが、食後に眠気を感じるメカニズムです。

ところで、肥満体質といった身体の大きい人が眠気を感じやすいのであれば、睡眠時無呼吸症候群を疑ったほうがいいかもしれません。また、体格がスマートであっても、寝ている間に舌が気道に落ちかけてしまう人も、睡眠時無呼吸症候群になる可能性があります。体格だけでは、わからない部分も多いのです。

睡眠時無呼吸症候群は、いびきをかくかどうかを指標として考えられがちなのですが、実際は身体に酸素が入っているかどうかが一番大切ですから、検査をしなければわかりません。

いびきが少なく、呼吸をしているように見えて、じつは体内に息が入っていない人は多いのです。寝ている間に体内の酸素が少ない状況があった場合、その反動が次の日に眠気というふうに身体に出てくることが考えられます。

睡眠時無呼吸症候群かどうかは、寝ている間に洗濯バサミのようなクリップを指に挟んで酸素濃度を測るだけでほぼわかります。

健康保険適用で、痛みもなく楽な検査ですから、睡眠にトラブルがある人は検査を受けることをおすすめします。

歯周病と動脈硬化の怖い関係

定期的な歯のチェックは血管をいい状態に維持するために必要

歯周病について、それほど重要視していない人も多いかもしれませんが、じつはすべてに影響するといわれています。

実際に歯周病の人は、そうでない人と比較して、冠動脈性心疾患（心臓に血液を供給する冠動脈で血液の流れが悪くなり、心臓に障害が起こる病気の総称）に罹患している割合が、50％以上多いことがわかっています。

歯磨きが不十分であったり、口腔内環境が汚かったりする場合、口のなかに歯垢（細菌の塊）ができ、歯垢の量は時間とともに多くなります。

そして、酸素が少ない状態になると、歯垢のなかで酸素を嫌う「嫌気性菌」が多くなり、その細菌が歯肉に攻撃を仕掛けて身体のなかに侵入しようとします。

これが歯周病であり、体内に入った細菌は全身の炎症を引き起こして、血管壁を傷つける可能性があるともいわれています。

歯周病を治療することで、動脈硬化性疾患のリスクを示す数値が改善することからも、その因果関係が指摘されているのです。

歯周病が糖尿病の悪化の要因にも…

最近では、歯肉の炎症自体が糖尿病を悪化させる要因のひとつになっていると考えられています。炎症反応によって生じたさまざまな物質や歯周菌がつくり出す毒素が身体に入り込み、インスリンの機能を障害していると考えられているからです。

その結果、血糖管理が悪くなって動脈硬化を引き起こします。

また、糖尿病で血糖コントロールが悪いと、感染に対する抵抗力が低下して口腔内細菌が増殖しやすくなり、まさに悪循環となってしまうのです。

定期的な歯のチェックで歯周病を予防することは、結果として動脈硬化の進行を抑え、血管をよい状態にすることにつながります。

わたしが歯科の先生に聞いたところ、何か問題のある人は3カ月から半年に1回、そうでなくとも1年に1回くらいは定期的に口のなかを診てもらったほうがいいとのことでした。

１００歳以上の長寿者（百寿者）で、「自分の歯が残っている人」は約３分の１

歯周病を放置すると、いずれ自分の歯がなくなってしまうかもしれません。

ある調査では、元気な１００歳以上の人を対象に残っている歯の本数をリサーチしたところ、「４分の３くらい残っている」という人が６％、「半分くらい残っている」という人が15％、「４分の１くらい残っている」という人が12％だったという結果が出ました。

約３分の１の人々は、自分の歯を残せているということです。


また、義歯も含めて58％が「食事の時に前歯でお肉をかみ切ることができる」、59％が「奥歯で固い食べ物をかみ砕くことができる」ということで、半数以上の人が自分で咀嚼して食事を摂っているという結果も出ています。

口腔機能の低下は、身体の衰えのひとつともいわれています。

日頃から「歯」も大切にしましょう。

おわりに

本書を最後までお読みいただき、ありがとうございます。

身体にとって一番ストレスが少ないのは、「おもしろくはないけれども、変化がないこと」です。

血管も同じで、跳ね上がったり急激に下がったりするのはよくありません。これは、わたしがいつも患者さんにお話ししていることです。

身体にとっても血管にとっても、急激な変化は避けるようにしてくださいね。

そして、病気を予防するための一番の近道は、「日々の生活習慣を整えること」に尽きます。

たしかに、薬や医療技術は進歩していますが、優先順位はあくまでも3番目。

1番目と2番目の「食事」と「運動」がもっと大切であるという先人の方々の教えは間違いありません。

わたしたち医者側が持っている技術の効果は微々たるもので、もっと効果的なのは、日々の食事と日々の運動の積み重ねだということを、痛感しています。

どれだけ技術を駆使しても、よくしてあげられるのには限界があり、劇的に元通りにすることはできません。悪い状態を少しだけ改善できる程度です。

大切なのは、予防する意欲、いま以上に悪くならないようにする意欲です。事前にきっちりと予防することが大切なのであり、本当の理想は、医者がいらなくなることでしょう。

わたしたち医者が行っているのは、その瞬間は少し改善するという対症療法であり、元の状態に戻すことではありません。

一方で、年齢は元に戻せなくても、今後病が悪化しない状態をつくれるとは考えています。質の高い情報を知って、実践していくことで、生活スタイルが変わっていくでしょう。

本書をきっかけに、ひとりでも多くの方の健康寿命が延びることを心より願っています。


最後になりましたが、クリニック開業時から支えてくれているクリニック幹部の柴田有美さん、竹内由紀さんに心から感謝と敬意を捧げたい。また、クリニックの心臓リハビリテーションを盛り上げ今回出版に際しても運動療法の YouTube を作成してくれた天花寺祐紀さん、大槻拓巳くんの協力に対して感謝を申し上げたい。

そしてこの「健康長寿の人が毎日やっている血管にいいこと」を作り上げるのに、多大な力を貸してくださった株式会社プレスコンサルティングの樺木宏さん、silas consulting の星野友絵さん、株式会社自由国民社の竹内尚志さん、スタッフのみなさまに心から感謝申し上げます。

別府 浩毅

２０２３年７月

巻末資料① 心臓リハビリテーション

心臓リハビリテーションとは、「心臓病の患者さんが受ける運動療法・患者教育・生活指導を含めた治療プログラム」のことです。「リハビリ」と名前がつきますが、運動だけが心臓リハビリテーションではありません。

専門知識を持った医療従事者が、薬を飲めているか、偏った食事になっていないか、不安はないか、心臓病の症状が出ていないかといった日常生活全体をケアするのが、心臓リハビリテーションの特徴です。

診察は基本的に月に1度ですが、心臓リハビリテーションは週に1～3回の頻度で行うため、より密に医療従事者と患者さんが関わることができ、心臓病管理の質も大きく向上します。また、当院の心臓リハビリテーションは1回1時間のプログラムになっており、普段診察室では話しきれない不安や悩み事もゆっくりお話しすることができます。「なんでも気軽に相談できるパートナー」として、皆さんの心臓病の再発予防、不安を解消するサポートをします。

当院の心臓リハビリテーションでは、40代から90代まで幅広い年齢層の患者さんが一緒に行っています。もちろんそれぞれが病態や体力、生活習慣に違いがありますので、心臓リハビリテーションの専門家である「心臓リハビリテーション指導士」が、患者さん一人ひとりに合った「オーダーメイドの運動プログラム」を作成し、安全かつ効果的なリハビリを行っています。

心臓リハビリテーションの対象となるのは、心筋梗塞、狭心症で治療中の方、心不全で治療中の方、心臓または大血管手術後の方、下肢閉塞性動脈硬化症で治療中の方です。

心臓リハビリテーションは、日本循環器学会の治療ガイドラインにおいて、もっとも推奨度の高い治療であることを示す「推奨クラス1・エビデンスレベルA」の治療とされており、その効果は多岐にわたります。

主な効果は次の通りです。

・運動能力が向上し、ラクに動作できるようになる
・狭心症や心不全の症状が軽くなる
・不安やうつ状態が改善し、快適な社会生活を送ることができる
・血管が自分で拡がる能力（血管内皮機能）が上がり、動脈硬化のリスクが下がる
・自律神経の働きがよくなり、動悸や血栓が起こりにくくなる

・生活の質が改善する（やる気や希望が湧いてきて、日常生活の快適度が高まる）
・心筋梗塞の再発や突然死のリスクが下がる

当院の心臓リハビリテーションの一番の強みは、医師、看護師のほか、心臓リハビリテーション指導士の資格と運動療法の専門資格である健康運動指導士の資格を併せ持つリハビリスタッフ、栄養学の専門家である管理栄養士が一丸となってひとりの患者さんをみる「チーム医療としての心臓リハビリテーション」です。

異なる専門分野のスタッフがひとりの患者さんを診ることで、よりその方に合った治療を提供することができています。たとえば筋肉をつけたいと考えたとき、最初に浮かぶのは運動だと思いますが、運動をするだけでは筋肉をつけることはできません。適切な食事で必要な栄養素を摂り、そのうえで筋肉をつけるのに最適な運動をすることで、はじめて筋肉をつけることができます。基本的に運動と食事はセットであり、当院では健康運動指導士と管理栄養士が協力しその役目を担っています。

当院の心臓リハビリテーションでは、スタッフだけでなく心臓リハビリテーションを行う患者さん同士もチームとなってリハビリをされています。

当院では1回約8名前後の集団でリハビリを行いますが、ほとんどの患者さんが毎週決まった曜日、時間に来院されます。そのなかで、同じ悩みをもつ患者さん同士が仲良くなり、お互いにお顔を合わすことを楽しみにされています。

お互いに励まし合って、楽しくリハビリされており、患者さんの健康にもよい影響を与えているのです。


当院の心臓リハビリテーションは、コロナ禍の間も感染対策を徹底することで、クラスター等の発生なく安全に実施できています。

当院の心臓リハビリテーションでは、医療従事者と患者さんの関係だけでなく、患者さん同士でも関係を持っていただくことで、より多くの人と関わりを持つことができる「地域のコミュニティ」を目指しています。


心臓病と診断されて生活に不安を抱えている方、生活習慣の改善がなかなかうまくいかない方は、ぜひ一度心臓リハビリテーションをご検討くださいね。

心臓リハビリって何？

心臓リハビリテーション(心臓リハビリ)とは、心臓病の患者さんが、体力を回復し自信を取り戻し、快適な家庭生活や社会生活に復帰するとともに、再発や再入院を防止することをめざしておこなう総合的活動プログラムのことです。

内容として、**運動療法・生活指導・相談（カウンセリング）**などを含みます。

心不全、心筋梗塞、狭心症、心臓手術後などの患者さんは、安静生活を続けたことによって運動能力や体の調節の働きが低下し、退院してもすぐに強い活動はできません。また、どの程度活動しても大丈夫なのかが分からないために不安もあります。

これらに対して心臓リハビリで適切な運動療法を行うことが役に立ちます。

さらに、心臓病の原因となる動脈硬化の進行を防止することをめざして、食事指導などもおこないます。

運動療法	学習指導	カウンセリング（個人面談）
運動処方 運動負荷試験により最適運動強度を決定	心臓病に関する正しい知識	社会復帰や職場復帰へのアドバイス
監視下運動トレーニング	食事療法や禁煙の実行方法	不安やうつ状態などについての相談
在宅運動療法指導	日常生活での注意事項	

心臓リハビリテーション指導士がサポートさせていただきます。

【心臓リハビリテーション指導士とは?】
心臓リハビリでは、運動療法にとどまらず、栄養や薬への理解、禁煙指導、病気を機に起きることがある精神的な問題など、多岐にわたる問題への対応が必要であるため、医療専門職間の連携や共同作業（チーム医療）が重要となります。そのような中で日本心臓リハビリテーション学会が2000年に設けた学会認定専門資格制度です。

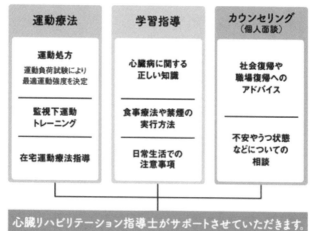

心臓リハビリの対象となる疾患

- 心筋梗塞 狭心症で 治療中の方
- 心不全で 治療中の方
- 心臓 または 大血管手術後 の方
- 下肢閉塞性 動脈硬化症で 治療中の方

心臓リハビリテーションの効果

- ☑ 運動能力が向上し、楽に動作できるようになる。
- ☑ 狭心症や心不全の症状が軽くなる。
- ☑ 不安やうつ状態が改善し、快適な社会生活を送ることができる。
- ☑ 血管が自分で広がる能力（血管内皮機能）が上がり、動脈硬化のリスクが下がる。
- ☑ 自律神経の働きがよくなり、動悸や血栓が起こりにくくなる。
- ☑ 生活の質の改善（やる気や希望が沸いてきて、日常生活の快適度が高まります）
- ☑ 心筋梗塞の再発や突然死のリスクが下がります。

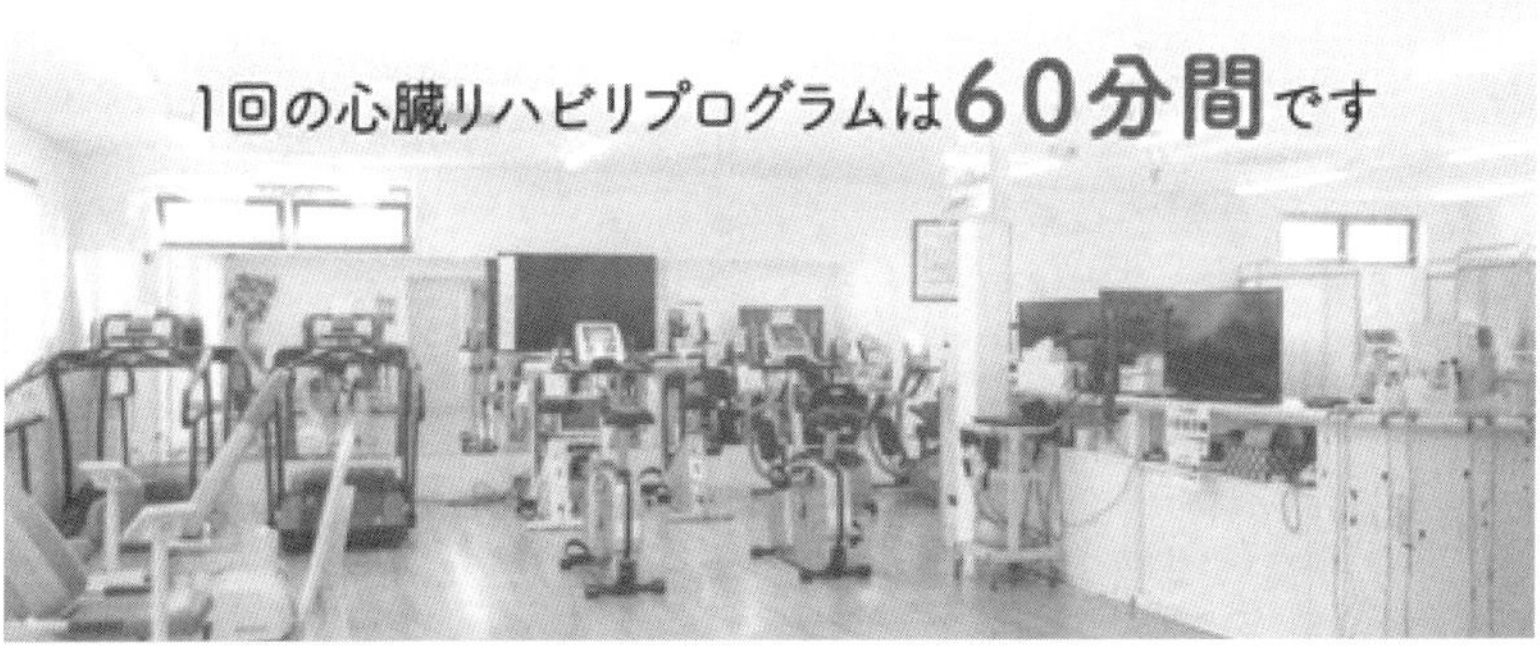
1回の心臓リハビリプログラムは60分間です

巻末資料② 9分間全身ストレッチ

べっぷ内科クリニックでYouTubeにアップした、
9分間のストレッチ動画のQRコードです。

別府 浩毅（べっぷ こうき） 心臓専門医（循環器専門医） 総合内科専門医 糖尿病専門医 透析専門医

広島大学医学部医学科卒。京都大学医学部附属病院、三菱京都病院等で循環器内科、糖尿病を専門として15年の勤務を経て独立開業。

「第一は生活習慣の見直し」をモットーとし、治療薬や高度な医療機器による成果を出しつつも、患者自身が生活を振り返り、改善することを重視している。

特に心臓疾患の多くが糖尿病などの生活習慣病と大きく関係していることを危惧しており、食事・運動といった日常の基本的な生活習慣改善を重点的に指導。生活習慣病は相互に関連することから、より質の高い医療を提供する医師としても珍しい4つもの領域の専門医資格を取得。

「患者とともに歩む医療」をテーマに掲げ、日々の治療に励んでいる。

［専門資格］

・循環器内科専門資格　日本循環器学会　循環器専門医
　心臓リハビリテーション学会　心リハ指導士
・内科医専門資格　日本内科学会　認定内科医・総合内科専門医
・糖尿病専門資格　日本糖尿病学会　糖尿病専門医
　日本糖尿病協会　療養指導医
・腎臓（透析）専門資格　日本透析医学会　透析専門医

Special Thanks to:

企画協力：
樺木宏
（株式会社プレスコンサルティング）

編集協力：
星野 友絵(silas consulting)

本文図版：
株式会社 ラポール
イラストエージェント事業部

循環器専門医が教える！
健康長寿《けんこうちょうじゅ》の人《ひと》が毎日《まいにち》やっている
血《けっ》管《かん》にいいこと

二〇二三年（令和五年）九月三十日　初版第一刷発行
二〇二三年（令和五年）十一月十二日　初版第二刷発行

著　者　別府 浩毅
発行者　石井 悟
発行所　株式会社自由国民社
東京都豊島区高田三―一〇―一一　〒一七一―〇〇三三
電話〇三―六二三三―〇七八一（代表）

造　本　JK
印刷所　株式会社光邦
製本所　新風製本株式会社